AF275114

CONFINES

MEDICINA AL BORDE DEL ABISMO

ESTEBAN FERNÁNDEZ HINOJOSA

CONFINES

MEDICINA AL BORDE DEL ABISMO

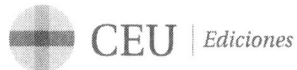

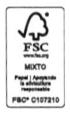

Confines. Medicina al borde del abismo

1.ª edición: abril de 2025

Esta obra recibió un accésit del II Premio de ensayo *Sapientia Cordis*, convocado por CEU Ediciones y fallado por un jurado compuesto por Gabriel Albiac, María Calvo, Luis Alberto de Cuenca, Enrique García-Máiquez y María San Gil. Fue entregado por el presidente de la Fundación Universitaria San Pablo CEU el 17 de diciembre de 2024.

© Esteban Fernández Hinojosa, 2025
© de la edición, Fundación Universitaria San Pablo CEU, 2025

CEU Ediciones
Julián Romea 18, 28003 Madrid
Teléfono: 91 514 05 73
Correo electrónico: ceuediciones@ceu.es
www.ceuediciones.es

ISBN: 978-84-19976-77-2
Depósito legal: M-9144-2025

Maquetación y diseño de cubierta: Andrea Nieto Alonso (CEU Ediciones)
Imagen de cubierta: *La extracción de la piedra de la locura*, de El Bosco (Álbum).

Impresión: Estugraf, S.L.
Impreso en España

A mi madre, quien en el crepúsculo de su vida
quizá no pueda leer ya estas páginas.

Su inagotable amor sembró en el corazón de sus hijos
una confianza radical en la realidad.

ÍNDICE

– INTRODUCCIÓN –

LOS SUEÑOS DE *PROGRESO* ILIMITADO SE HAN PRE-cipitado y, de alguna manera, se han convertido para muchos en molestas pesadillas. La cultura se halla en un momento en el que sintagmas como «ciencia y tecnología» se han estirado tanto que posiblemente no aguanten a medio plazo. El discurso público sobre la «tecnología» se ha polarizado entre visionarios que apuestan por una transformación irrestricta y una parte no menor del resto que teme ser manipulada o marginada. La «ciencia» se abaja de su clásico estatus y se mezcla, como tantas otras instituciones, en disputas políticas y batallas ideológicas. Es tratada como juez insobornable si favorece intereses o como árbitro tramposo si los contradice.

En la tradición anglosajona los especialistas escriben libros de divulgación en el afán de contribuir a esa función de la universidad que consiste en devolver a la sociedad el conocimiento articulado para esclarecer sus debates, lo que puede constituir un gran servicio a la hora de mejorar el nivel de la comprensión y la conversación pública. Cuando los pilares de nuestra civilización se tambalean, este ensayo aspira a introducir un poco de orden y claridad mediante una reflexión, respetuosa y libre de banderías ideológicas o cientificistas, acerca de la medicina moderna, de sus cargas y también de sus bendiciones. Si bien nuestro tiempo es complejo, puede que también haya algo revelador en la conmoción que padecemos. Estamos experimentando una suerte de desviación, más o menos repentina, del arco de la historia. De ahí que convenga reconocer que se trata, más que de una excepción, de una norma común de los asuntos humanos según la cual las fastuosas expectativas se frustran y los grandes proyectos con frecuencia resultan fallidos.

El ideal de la ciencia como oráculo en las batallas ideológicas constituye una carga insoportable. El sueño del progreso científico ha distorsionado nuestras aspiraciones y nos ha hecho creer que los problemas sempiternos constituyen hoy catástrofes sin precedentes. Las nuevas tecnologías que prometían disrupción han demostrado ser demasiado optimistas. El miedo distópico ha revelado las sombras de los sueños utópicos. La venerada serie británica de ciencia ficción *Black Mirror,* vista prácticamente por toda la juventud, es un ejemplo de reflexión sobre la vertiente distópica de la tecnología. Cada capítulo está ambientado en una utopía, en realidades diferentes, pero todos muestran lo que se ha llamado un sentimiento de «tecnoparanoia» y, como ha dicho su creador, Charlie Brooker, «todos los capítulos tratan de la forma en que vivimos ahora, y la forma en la que podríamos estar viviendo en diez minutos si somos torpes». Este libro toma una cierta distancia de estos panoramas. La idea guía es contribuir a una cultura en la cual la medicina, la ciencia y la tecnología puedan permanecer al servicio del ser humano sin que este se deje esclavizar por ellas.

Ahora bien, para que la medicina y la tecnología permanezcan al servicio de los seres humanos, la mentalidad colectiva debe tomar conciencia precisamente del riesgo de deshumanización, asumir la amenaza totalitaria que suponen y desarrollar al mismo tiempo esa entrega desde un discurso más rico, que no se limite a categorías como autonomía, derechos o injusticia, sino que aborde también sus viejas preocupaciones sobre la dignidad, la nobleza del espíritu humano, las obligaciones entre generaciones, la naturaleza, la vida buena, su significado y su propósito. Es decir, un discurso que manifieste también la necesidad de poner ciertos límites a valores y políticas sobre tecnologías, prácticas de investigación y aplicaciones médicas que contienen semillas deshumanizantes. Necesitamos resistirnos a la tentación de destinar la medicina —y toda la tecnología que le da soporte— a la alteración de la naturaleza humana y a la de considerar el cuerpo humano simple materia prima para que, en lugar de ello, podamos seguir apostando por el propósito de cuidar a los enfermos, promocionar la vida saludable mediante la educación desde las etapas tempranas de la vida y proteger la dignidad de las personas. Más allá de la ilusión de ver la ciencia como un instrumento para *trascender* la humanidad, la consideramos una buena expresión de la curiosidad, el esfuerzo y la excelencia humanos. Y contrariamente al absurdo sueño de subordinar la política a lo que dice la ciencia, las nuevas instituciones y formas de pensar podrían enriquecerse de la experiencia científica para la deliberación pública. Eso contribuiría a devolver la confianza a las ciencias naturales y la medicina en su apuesta por las nuevas tecnologías, de manera que la gestión política de estas ramas se oriente al bien, a aliviar el sufrimiento, alcanzar mayores cotas de prosperidad, gestionar las amenazas del medio ambiente o abrir nuevas posibilidades para comprender al hombre en su entera constitución antropológica y, de paso, explorar mejor el universo.

– ANAMNESIS –

CUENTA LA ANÉCDOTA QUE, ANTE LA PREGUNTA por la innovación más importante en la medicina de su tiempo, Marañón respondía siempre lo mismo: la silla. La silla que permite al médico observar, escuchar a su paciente e iniciar la anamnesis. Todavía la relación médico-enfermo se basa en ese modelo presencial de encuentro con el paciente, sentado al otro lado de la mesa o reclinado en la cama del hospital.

En la vieja Grecia se intentaba vencer la enfermedad siempre que no fuese manifiestamente mortífera. El cristianismo introdujo el principio de la compasión, ilustrado en la parábola del buen samaritano. Y con la modernidad llegó una promesa de felicidad, el dominio de la razón, y se creyó que, gracias al progreso del conocimiento, la enfermedad quedaría resuelta y vencida y el hombre viviría casi eternamente en estado de perfecto bienestar, cumpliendo así la máxima proclamada por la OMS: «Salud para todos en el año 2000». La idea de progreso ha traído en estos años un cierto desencanto. Ahora que poseemos avanzadas tecnologías, ni estas ni el progreso científico logran erradicar la enfermedad. En su afán por superar límites, la tecnología médica intenta estirar la manga más allá del brazo.

Los avances en neurociencias consolidan la hipótesis de un psiquismo inconsciente. Las explicaciones de la dimensión psíquica dejan ya de enfocarse en la inexplicable conciencia. De esta singular y misteriosa propiedad del alma humana, el académico y filósofo de la naturaleza Juan Arana sostiene que no sólo se rige por leyes naturales, sino que es fuente de ellas, y que es imposible explicarla desde la evolución biológica. Así que mente y cuerpo no parecen ser, como postulaba Descartes, dos realidades diversas, sino la misma sustancia con dos modos diferentes de registrar la realidad. El cuerpo humano tiene un significado y sirve a un propósito. Al examinar un órgano se puede percibir que su función explica su estructura íntima y que está al servicio de un propósito mayor. Del otro lado, si la vida mental, con su abrumador dominio de lo inconsciente, se define por su significado, la estructura biológica al servicio de un propósito es psíquica sin dejar de ser física. No se concibe un cuerpo vivo sin su alma si la función que explica su estructura lo convierte en un cuerpo animado. Así lo expresó el poeta inglés William Blake: «Llamamos cuerpo a la parte del alma que se percibe con los cinco sentidos y alma al sentido que, en su doble significado de sensibilidad e intención, caracteriza y anima al cuerpo».

Si se imagina el mundo psíquico como un escenario en el que transcurre un drama, el sentido aflora en la secuencia temporal de la narración. ¿Cómo puede un drama derivar en una enfermedad corporal? No hace tanto tiempo que la medicina reconoció el influjo fundamental de las emociones inconscientes en el desarrollo de tantas enfermedades. No bastan los gérmenes patógenos o la simple disposición genética. Tales condiciones son necesarias, pero no suficientes, pues requieren que el terreno sea fértil para que brote el mal.

Los estados afectivos condicionan el sistema inmunológico y el modo en que evoluciona una enfermedad. Las emociones no surgen de pronto, al interpretarse un hecho. Derivan del modo en que se disciernen los acontecimientos para otorgarles significado. La vida emocional surge con la construcción de una historia que enhebra hechos en una dirección. No sólo somos átomos; también nos edifican historias tan universales como esos átomos. Por eso rara vez la enfermedad queda fuera de los afectos íntimos. Parte de la vida emocional se oculta en el libreto histórico que le dio curso. En la *anamnesis*, en esa entrevista que recoge la vida del paciente, que valora su pasado y reconoce su presente, se descubre una historia recóndita vinculada a intensos afectos. En el diálogo se revela el drama con el que se han fraguado las distorsiones de la fisiología, las maltrechas narraciones ocultas que, sin resolver, acabaron por vulnerar el cuerpo. Al no arrostrar el significado de historias insoportables, los relega a los sótanos de su conciencia. Historias que pertenecen al acervo universal y evocan en cualquier vida humana las mismas y sempiternas tentaciones del mundo.

Las nuevas enfermedades del siglo XXI presentan la novedad de recaer sobre hombres y mujeres en profunda transformación. Aunque el problema del alma ha sido tratado desde la antigüedad, fue Freud quien abrió paso a la interioridad humana a través de sus grandezas y abyecciones. Muchos carecen de palabras para evocar sufrimientos. Y una de las válvulas de escape de esa olla de presión es la enfermedad psicosomática: no hay palabras, imágenes ni representaciones para que el pensamiento medie con el amargo cáliz del mundo. Emergen dolores corporales, ansiedades inmotivadas, constipados, alergias, inesperados trastornos en la piel o del aparato digestivo, hasta que algún órgano rompe el sutil equilibrio de su rutina. Otra la representan las adicciones diversas: sirven al olvido y tapan el lugar donde anida la medusa; son alivios momentáneos y terribles soluciones. Y la última forma de escape está representada por cualquier acto de transgresión de normas, cualquier forma de violencia.

Más allá de identificar el dolor en la autoconciencia subjetiva, necesitamos su verbalización mediante un discurso con el que metamorfosear el malestar y reconstruirnos desde dentro. La nueva decrepitud, derivada de la destrucción del santuario cívico del *yo*, compromete la educación sentimental y la política. La humilde tarea de enseñar a leer y a escribir debería ser el primer deber político de la democracia liberal. La inseguridad en la capacidad de pensar –posiblemente relacionada con la transformación de la familia– inhabilita para sostener la mirada sobre la hoja escrita más allá de unos minutos, o saber qué se está leyendo. La capacidad de atender se agota y se muestra poco acogedora. Eso compromete los vínculos con los demás y la capacidad para suavizar los fieros atavismos de nuestra condición animal. Heidegger llega más lejos y no nos resistimos a incluir aquí su idea[1]:

> La devastación del lenguaje, que se extiende velozmente por todas partes, no solo se nutre de la responsabilidad estética y moral de todo uso del lenguaje. Nace de una amenaza contra la esencia del hombre.

---

[1] M. Heidegger *Carta sobre el humanismo*, Madrid, Alianza Editorial, 2000, p. 19

La destrucción de ese espacio interior agrieta la clave de bóveda sobre la que asienta nuestra civilización –la lectura y la escritura–. Las ciencias sociales han hecho de sus contenidos objeto del método científico, un método creado en origen para la indagación de la naturaleza. Así las humanidades pueden estar estragando la sed de cocimiento en una huida a ninguna parte. Los gobiernos tampoco impulsan la disciplina en la lectura de la tradición histórica, artística o literaria, que, aunque no atesoran verdad absoluta ninguna, son en cambio fuente de referencia. En el siglo XX otro régimen en la ilustrada Alemania destruyó su tradición humanística para anunciar una época nueva, pero acabó inoculando el totalitarismo, no sin la ayuda de un ejército de ingenieros beodos al servicio de una inmensa maquinaria del terror.

Sólo cabe agradecer el ingenio humano y el empeño de científicos y médicos por desentrañar los secretos de la naturaleza para curar enfermedades. Pero a la sombra de estas bendiciones también se atisban los afanes de la industria biomédica y tecnológica por revirar propósitos terapéuticos hacia fines en apariencia frívolos pero inquietantes. En su caja de herramientas guardan utensilios para manipular el código genético en su fase embrionaria, cuyas modificaciones así inducidas se anclan a perpetuidad en el genoma de las generaciones futuras. Lo más tentador e inquietante es la posibilidad biotecnológica de alcanzar la «perfección» del cuerpo y la mente, que sin duda será la fuente más profunda de ansiedad pública, representada en el miedo al «hombre que juega a ser Dios», a un mundo feliz, a un futuro poshumano.

Este libro plantea interrogantes sobre la esencia y significado del florecimiento humano y sobre la amenaza intrínseca de la superhumanización y el poshumanismo. Es una meditación sobre el significado de ser humano en contraposición con los presuntos propósitos de la industria biomédica; sobre el sentido del aborto, la destrucción de embriones, la eutanasia o la manipulación ideológica de la biología de la diferenciación sexual, junto a otras cuestiones perturbadoras de la revolución biotecnológica, cuyo poder no consistirá tanto en extinguir la vida como en recrearla a su antojo. Si bien en los debates contemporáneos las cuestiones vinculadas a la «mejora» biotecnológica resultan abstractas y distantes, y suscitan dudas complejas y difíciles de articular porque reflejan problemas éticos y sociales de profundo calado, lo cierto es que moldean la medicina y con ella el espacio político, además de subvertir identidades subjetivas y derechos fundamentales. El *giro terapéutico* que ha iniciado la medicina, guiada por la posibilidad perfeccionadora que le ofrece la bioingeniería, se presenta como una ola inminente, tal vez una innovación cultural revolucionaria cuya realización histórica nos pille de brazos cruzados.

Somos testigos de los avances producidos en salud o en longevidad y de las insaciables expectativas creadas en medicina. La clonación humana, la elección de sexo y la selección genética de embriones modelan un mundo de búsquedas utópicas que se nos insinúa ya. Creo un deber cívico repensar entre todos estas cuestiones, mientras procuramos cultivar virtudes epistémicas como la atención, el discernimiento o el amor a la verdad, verdaderos valladares frente a la esclavitud a la que aboca la adoración de estos ídolos.

I

– SISTEMA SANITARIO –

QUIZÁ SEAN VARIOS LOS TRASTORNOS LARVADOS que se ocultan en el cuerpo sin que sepamos de ellos. Alguien podría preguntarse qué es la salud. Pero para la mayoría de los médicos esta no es una cuestión relevante. El médico se siente inconscientemente más atraído por la enfermedad que por la salud; ha dedicado casi toda su vida a estudiar enfermedades. Cuerpo y mente son susceptibles de enfermar de centenares de formas a lo largo de la experiencia de la vida cotidiana; de hecho, históricamente se ha necesitado concentrar una ingente cantidad de esfuerzo y atención para clasificar las enfermedades. Cuando un médico se refiere a la salud, en realidad tiende a pensar que son estados vacíos caracterizados por la ausencia de enfermedad. Sin embargo, esta idea de salud podría elevarse a categoría de ilusión: la tecnología médica disponible –desde analíticas rutinarias, análisis genéticos o técnicas de imagen con que trabajamos los médicos– permite detectar toda suerte de desorden orgánico a cualquier sano que se pasa por ella.

Al mismo tiempo, cabe preguntarse si el concepto de enfermedad puede resultar hoy obsoleto. Mary Tinetti y Terri Fried argumentaron en 2004, en el artículo «El fin de la era de las enfermedades», publicado en la revista científica *American Journal of Medicine*, que pensar en términos de enfermedad se ha vuelto contraproducente:

> Ha llegado el momento de abandonar la enfermedad como foco de la atención médica. El espectro modificado de la salud, la compleja interacción de factores biológicos y no biológicos, el envejecimiento de la población y la variabilidad interindividual en las prioridades de salud hacen que la atención médica centrada en el diagnóstico y el tratamiento de enfermedades individuales, en el mejor de los casos, sea obsoleta y, en el peor, dañina.

Una paciente octogenaria, aquejada de insuficiencia cardíaca, diabetes, bronquitis crónica y artrosis, es tratada por cuatro especialistas –a saber, un cardiólogo, un endocrinólogo, un neumólogo y reumatólogo– y por su médico de cabecera, que le revisa la carpeta, cargada de informes inconexos, y le receta periódicamente un listado de medicamentos.

En realidad, nuestra paciente no tiene demasiado interés en sus enfermedades, ni siquiera suele tener miedo a morir. De hecho, es lo que desearía si antes pudiera ver a su hijo (quien trabaja en otro país desde hace años). Su vida cambió cuando murió su marido. Ahora le sobran médicos y le faltan prójimos, pero aquellos los suministra el sistema y estos no.

Más allá de esta saludable frivolidad, la atención médica debería centrarse en las personas más que en sus enfermedades, ahora que cada vez mayor número de ellas alcanzan una edad provecta y enferman con un lastre de patologías crónicas sin fin junto a múltiples problemas de índole social y familiar. De ahí que la definición de salud como ausencia de enfermedad no tenga sentido ninguno. Por no hablar de la definición, ofrecida por la Organización Mundial de la Salud, de «completo bienestar físico, psicológico y social», estado que probablemente sólo se logre durante las relaciones íntimas, como bromeaba nuestro catedrático de Anatomía Patológica en sus clases de tercer curso de Medicina. La absurda definición de la OMS deja sin salud a la mayoría de las personas y durante casi toda su existencia.

Quizá sea más razonable la definición de Sigmund Freud –que según algunos nunca pronunció el insigne médico–, para quien la salud consiste en «la capacidad de amar y trabajar». El amor y el trabajo representaban lo más valioso para este excelso escritor. Ahora bien, cabe pensar que, según qué trabajo, quizá no se esté tan interesado en gozar de esa clase de salud. Así las cosas, sería recomendable que cada uno eligiera su propia definición al respecto, de la misma manera que cada uno tiene su propia idea de «la buena vida». Por nuestra parte, asumimos aquello que con sorna repetía Pedro Laín Entralgo: «La salud es un estado transitorio que no conduce a nada bueno».

PÓCIMAS MÁGICAS

SE REPITE A MENUDO EN ARTÍCULOS DE DIVULGAción publicados por revistas de la relevancia de *The Economist* que la curación del cáncer es sólo cuestión de tiempo. Es verdad que el progreso médico iniciado a partir de la década de 1950 fue abrumador. Con el desarrollo de los sistemas nacionales de salud europeos, después de la Segunda Guerra Mundial, se precipitó una suerte de *edad de oro* de la medicina en la que aparecieron de forma masiva antibióticos, eficaces vacunas, se produjeron auténticas innovaciones en cirugía y en anestesia, y se empedró el camino hacia la cobertura sanitaria universal. El mismo Laín Entralgo, durante el homenaje que la Real Academia de Medicina le rindió en 1997, recordaba con nostalgia aquellos años en que la medicina sanaba multitud de enfermedades, los pacientes sentían gratitud y respeto, y el médico gozaba de verdadera admiración. Pero el declive de aquel renacimiento empezó pronto, a finales de la década de 1970.

Ya en 1975 Ivan Illich denunció en su obra *Medical Nemesis* la medicalización de la vida y la muerte, los costos sanitarios fuera de control o la creciente oleada de pacientes reducidos a meros consumidores. Ahora el imperio de la industria *Big Science* ha hecho de los sistemas sanitarios sus equipos de ventas, lo que al mismo tiempo ha devaluado el papel originario de la medicina. Hoy muchos hablan de la edad de la decepción más que de la edad de oro, de una era de expectativas no cumplidas y de gerencialismo desaforado.

Entre los factores más influyentes en la longevidad y la calidad de vida, la asistencia sanitaria representa –según las estimaciones más optimistas– una sexta parte en comparación con lo que supone la educación, esto es, el medio ambiente, la higiene, los hábitos dietéticos, la vivienda o la salud mental, que son los auténticos promotores de la vida saludable. Por eso se ha dicho que el código postal influye más en la salud que el propio código genético. Por otro lado, cuando se habla del coste de un nuevo fármaco no se puede eludir el «coste de oportunidad», es decir, los recursos que hay que detraer de esas otras condiciones mencionadas. Si salud significa salvación de lo mórbido, ¿cómo preservar esas condiciones para una vida saludable? Las democracias liberales no deberían abdicar del papel fundamental de proteger los ámbitos cívicos favorables. Y, entre ellos, un ámbito especialmente relevante en este capítulo, el de la familia, que mucho más que una elemental unidad de consumo constituye una inagotable fuente de bien, con su capacidad inigualable para el aprendizaje de la confianza ontológica, del sano psiquismo, del servicio verdaderamente personalizado de los padres hacia los hijos y de estos a los padres cuando pasan los años.

Los economistas de la salud saben que para recuperar el valor de las inversiones sanitarias es necesario ofrecer tratamientos eficaces a quienes no pueden acceder a ellos antes que financiar pócimas mágicas, de beneficios exiguos y precios desorbitados, que tienden a aumentar la desigualdad, fenómeno exactamente igual de nocivo para desfavorecidos que para afortunados. ¿Y si se logra curar el cáncer? Seguiríamos encontrando el último suspiro en medio de la fragilidad que nuestra naturaleza acumula con la edad. El aumento de la esperanza de vida lleva, a su vez, a alargar el período de enfermedad y dependencia, lo que supone un enorme desgaste emocional y también patrimonial. Pero esto no puede alentar la cháchara de la ideología cientificista que se entrega a la estrechez de una supuesta racionalidad científica con la que difundir falsas esperanzas. Se necesita el apoyo de una ética de la excelencia –de la que apenas nada se habla– que trascienda el nivel de lo material y se oriente al ámbito de lo cualitativo, de los afectos y, sobre todo, de los cuidados sin tasa. No son sólo actitudes saludables, sino que sin ellas no habrá salvación posible para el mundo senil que hemos cimentado.

UTOPÍAS

LOS PRESUPUESTOS SANITARIOS APENAS SE CUES-tionan en los países de la Unión Europea; en la mentalidad colectiva se admite que los avances médicos pueden ser ilimitados y todas las enfermedades potencialmente curables. Sin embargo, como en toda realidad, rige un principio fundamental de imperfección. Si hace algo más de medio siglo, erradicada la viruela, se creía tener bajo control las enfermedades infecciosas, la realidad se impuso de nuevo en la década de los ochenta con la aparición del virus de la inmunodeficiencia humana (VIH) o la resistencia a los antibióticos. Las expectativas no son mejores para las enfermedades crónicas: si la tasa de mortalidad de la mayoría de los cánceres ha mejorado, su curación aún queda lejos. Se sabe que el envejecimiento de la población aboca a una gran epidemia de cáncer. Tampoco de las enfermedades cardiacas o cerebrovasculares se espera curación a medio plazo.

La llamada hipótesis de la *compresión de la morbilidad* (una vida larga y con poca carga de enfermedad que, además, se concentra en su período final, breve e inmediatamente anterior a una muerte rápida), introducida por James Fries en 1980, sedujo a la medicina con toda suerte de utopías, pero nunca logró confirmación empírica: la mayoría contraemos una o más enfermedades crónicas a lo largo de la vida y morimos con ellas poco a poco. En realidad, la idea fue tan ilusoria como probablemente lo sean las proclamas de la corriente transhumanista, que se abordarán en el tercer capítulo de este ensayo. Al mismo tiempo, el pregonado *proyecto genoma humano*, que tanta expectación levantó en la última década del siglo XX, tampoco ha cumplido sus promesas. Ahora, como la generación del *baby boom* está engordando el ápice de la pirámide poblacional, el sistema sanitario padece una presión insoportable. Daniel Callahan, figura fundamental en los orígenes de la bioética, decía ya octogenario en su controvertido libro *Poner límites* que, entre los ancianos, la lucha contra la enfermedad recuerda a la guerra de trincheras de la Primera Guerra Mundial: poco progreso real en ganar territorio enemigo a un costo humano y económico desproporcionado.

Aun así, el progreso es indiscutible: medicamentos, dispositivos y tecnologías, disminución de la discapacidad, control del dolor... Muchos de estos avances han tenido lugar en áreas, como la de las enfermedades cardíacas o la del tratamiento del VIH, donde las expectativas de curación definitiva no son reales. En España gozamos de una esperanza de vida sin precedentes; para muchos vivir más tiempo, aun con sus dolencias, representa una suerte de esperanza, quizá una promesa de felicidad.

Sin embargo, la medicina abierta al progreso tendrá que definir sus expectativas y la sociedad informada deberá establecer sus prioridades a la luz de los actuales conocimientos, no sea que la prometeica tentación de desafiar nuestra finitud degenere en maquinaria de terror, como ya ocurriera con otras utopías. Necesitamos una retórica realista, que ponga énfasis en los cuidados o en reducir la muerte precoz. La muerte en la vejez no representa una infamia; en cambio, la discapacidad, la inseguridad económica o la soledad son afrentas sin tasa. Si los beneficios tecnológicos han contribuido al prestigio social de la medicina, el ciudadano debería estar persuadido contra las expectativas irreales y vindicar reformas que moderen los objetivos de las investigaciones, que promocionen la prevención y la salud pública y que ponderen el coste de la *sobreespecialización* en favor de equipos de salud básica y de cuidados agudos, que redundarían en una cultura del cuidado y en una atención primaria que necesita más dotación. El sistema sanitario se enfrenta no sólo al envejecimiento de la población, sino también a las altas expectativas que se le han inoculado. Esta idea de progreso médico bien podría abocar a la población senil a prolongar su fragilidad natural hasta convertir el prosaico hecho de dar dos pasos en un atroz acto de dolor. Las democracias liberales tienen pendiente aclarar qué significa algo tan general y abstracto como el sistema sanitario y forjar una mentalidad de compromiso con los cuidados de la vejez y la muerte. Y los profesionales de la salud, reconociendo estas limitaciones, deberíamos tomar decisiones prudentes que, más allá de la cacareada *gestión*, superen el anacrónico empeño de la maquinaria sanitaria por retrasar a cualquier precio la muerte.

Está bien documentada la prevalencia, en países desarrollados, del cóctel de patologías crónicas que lastran a las personas de edad avanzada. Algunos estudios demuestran que a los sesenta años casi la mitad de la población presenta, al menos, dos enfermedades. A los ochenta años —número al que se acerca la media de edad de la población hospitalizada en Occidente—, menos del 10% está libre de enfermedad, y el resto acarrea entre dos y seis patologías. A esta población se destina la mayor parte de los recursos sanitarios: las personas con más de una enfermedad representan alrededor de las tres cuartas partes del coste de la asistencia médica y cuando padecen múltiples enfermedades ese consumo supera el 90%. Bajo esta elevada comorbilidad late el aumento de la esperanza de vida y el consiguiente crecimiento de la población de ancianos.

Estos cambios, lentos pero inexorables, ejercen en epidemiología un impacto implacable sobre los sistemas de salud. El deterioro generalizado de estos se debe en gran parte a su inadaptación a las nuevas necesidades. Mientras siguen centrados en estructuras y filosofías diseñadas para tratar enfermedades agudas, descuidan la atención integral que exige el creciente número de pacientes crónicos, cuyo perfil requiere enfoques diferentes. La formación médica persiste en el modelo clásico de diagnóstico, tratamiento y curación, que resulta anacrónico en el entorno sanitario actual. La búsqueda de evidencias médicas se fundamenta, en proporción nada despreciable, en los resultados de ensayos clínicos aleatorios donde los casos de elevada carga de patologías han sido previamente excluidos. Muy a pesar de esta evolución epidemiológica, la formación de los médicos sigue enfocada no sólo en la especialización, sino en la subespecialización, y la atención primaria todavía ostenta el papel de cenicienta.

Así las cosas, es regla actual que un especialista afronte problemas del paciente que escapan a su especialidad y necesite la colaboración simultánea de colegas de otras especialidades, lo que no sólo dispara el gasto y disparata los recursos, sino que desmoraliza al paciente, obligado a transitar el limbo de los pasillos de los centros sanitarios. Ha cundido la idea de que la especialización es inevitable por el incremento del conocimiento –quizá mejor sea hablar de información– en patología humana. Las tecnologías de la información, que superan nuestra capacidad de memoria y velocidad de búsqueda, tal vez puedan ofrecer al médico la posibilidad de dedicar más tiempo a una atención personal.

La vocación médica combina la voluntad de ayuda con la respuesta deportiva al reto que plantea nuestra naturaleza *enfermiza*. En el cultivo de esta noble tarea, la formación técnica del médico ha sido un recurso fundamental para restablecer la salud y ha contribuido a su prestigio tanto como a sus logros profesionales. Pero hoy ese altruismo se ve sensiblemente matizado por el imperio del conocimiento científico y del celo burocrático. La fascinación ante la capacidad de la ciencia para desvelar leyes secretas de la naturaleza arrebata al médico parte del protagonismo que concedía a su voluntad de servicio. Y en ese sentido lato, hay que reconocer que el descomunal progreso tecnocientífico ha desdibujado la verdadera relación entre el médico y el enfermo.

La referida estructura obsoleta de las instituciones sanitarias deteriora esta relación. El Estado, o los diversos arreglos contractuales de la administración, puede desdibujar el carisma del médico so riesgo de convertirlo en un funcionario de alto grado de especialización. La necesidad de racionalizar los recursos limitados obligaría a ese funcionario a una eficiencia en el servicio de la gestión y de la organización, lo que paradójicamente enturbia la vocación y reduce la práctica clínica a rutinas de *papelería* muy alejadas de su código deontológico. La consagración a la burocracia sanitaria inhabilita al médico para participar de esa singular experiencia que Laín Entralgo calificó como «una aventura humana y médica inédita», así como opaca los aspectos más personales de la enfermedad. Aunque la voluntad de ayuda al enfermo pueda resultar trivial en una época tecnológica y de objetividad científica, en el afán por la humanidad sufriente nos jugamos nada menos que uno de los valores más elevados de nuestra especie. Sin esa singular forma de compasión con el doliente, siempre temeroso de que se anticipe su último aliento, se perdería el rastro sanador de aquella figura tan mencionada en los textos clásicos del *vir bonus medendi peritus*, el hombre bueno perito en ofrecer remedios.

Nuevos medicamentos

La caza de ballenas fue una práctica que duró largos siglos. Llegó a ser una industria floreciente durante el desarrollo del urbanismo: la grasa de ballena era imprescindible para la producción de velas, para combustible de candelabros o lubricante de maquinarias y ferrocarriles. El desarrollo industrial y demográfico del siglo XVIII demandaba enormes cantidades de este combustible. Las campañas balleneras se intensificaron de tal manera que llegaron a esquilmar la población de cetáceos, lo que produjo un insostenible aumento del precio de su aceite.

Aunque el petróleo era conocido desde la antigüedad, a finales del siglo XIX el queroseno, su fracción destilada, comenzó a sustituir al aceite de ballena en los sistemas de iluminación. Un poco más tarde se descubrió la síntesis de lubricantes baratos y eficientes a partir del crudo, lo que acabaría por hundir la vieja industria ballenera. Téngase en cuenta –como nota a pie de página– que desde 1986 la moratoria de la Comisión Ballenera Internacional sólo permite la caza de un número reducido de ejemplares al año con fines exclusivamente científicos. Por razones históricas y de raíces, se autoriza a algunas comunidades una caza controlada.

En uno de esos impresionantes debates de la *Cambridge Union Society* de la Universidad de Cambridge, a algunos de los cuales he tenido el privilegio de asistir, se discutía sobre investigación de nuevos medicamentos. Aunque fue iniciativa del director ejecutivo de una de las principales compañías farmacéuticas del mundo con sede en esa ciudad, el debate no era corporativo, sino más bien una de esas discusiones rutinarias y ceremoniosas de la tan inglesa, aristocrática y empirio-criticista institución, nada menos que la mayor sociedad de debate de esa universidad y la más antigua del mundo. Las filas de asientos de su sala están enfrentadas; responden así a un diseño que, en parte, tiene por objeto preparar a los estudiantes en el arte de la oratoria y del uso persuasivo de la palabra.

El argumento central de los defensores de la moción pivotó sobre la idea de que los medicamentos salvan vidas y alivian sufrimientos. Sensibilizados con el capítulo de precios, argüían que todo medicamento, concluido su derecho de patente, deviene genérico y se abarata. Dos médicos —entre los tres ponentes— argumentaban que se recetan demasiados medicamentos con escaso beneficio y muchos efectos secundarios o que algunos de los nuevos medicamentos anticancerosos son extremadamente caros y de escaso valor terapéutico. En relación con el argumento de los fabricantes sobre los puestos de trabajo e ingresos generados por esta industria, uno de los médicos respondió que el mismo planteamiento fue defendido ya por la industria tabacalera. Quedó planteado también el problema de las patentes a la hora de combinar diferentes principios activos en la misma píldora (polipíldoras). Inventar medicamentos novedosos, inevitablemente caros y sin clara ventaja terapéutica, podría distanciar a fabricantes de inversores. El último ponente que compareció en el debate, un gestor de fondos de pensiones, comparó a los defensores de la investigación de nuevas moléculas con los navegantes del ballenero Pequod, el barco que perseguía a Moby Dick, y al director ejecutivo con el maníaco capitán Ahab. Pero no estaba comparando la búsqueda de nuevos fármacos con la persecución de la ballena blanca; estaba desarrollando un elocuente argumento económico. Desde el auge de la década de 1980, el costo de producción de nuevos medicamentos se ha multiplicado por cien. Para este gestor de fondos, la caza de ballenas representa el único precedente histórico de una industria sometida a tan drástico incremento de costos. Y la causa fue la masiva desaparición de ejemplares. El aumento de los costes en la industria farmacéutica y la insatisfacción de los clientes pueden constituir una peligrosa combinación. De hecho, los departamentos de investigación de esas compañías están en pérdidas. Ofreció dos razones: ora se ha llegado al final de lo que se puede descubrir, ora los métodos utilizados para descubrir no son eficientes.

La industria ballenera se arruinó no tanto por el aumento de los costos como porque esto obligó a buscar en el petróleo una innovadora fuente de energía. El objetivo de las compañías farmacéuticas es proporcionar beneficio terapéutico. Los fondos seguirán invirtiendo en entornos generadores de tal beneficio, reservándose así la posibilidad de encontrar otros medios de producción terapéutica menos costosos y no tan blindados por las patentes. El debate concluyó, como se hace en el Parlamento británico, con unos asistentes saliendo por la puerta del sí y otros por la del no. Aquella moción, *Esta casa necesita nuevos fármacos*, fue apoyada, no obstante, por casi dos tercios de la audiencia.

España es hoy uno de los primeros países del mundo en esperanza de vida. La longevidad alcanzada, sin precedente histórico, ha desconcertado tanto a la medicina como a los sistemas sanitarios que ahora libran su batalla contra el dolor, la enfermedad y la muerte. El gasto en asistencia sanitaria para acabar con la elegante señora de la guadaña supera, en algunos países, el 16% del PIB. Atul Gawande, uno de los más influyentes médicos en EE. UU., ha señalado que las Unidades de Cuidados Intensivos de aquel país se han convertido en «almacenes de moribundos». La muerte se prolonga a menudo artificialmente, lo que entorpece su humanización. La expectativa de vida en Occidente sigue creciendo, pero con una particularidad: ahora es difícil colgar el broche por una buena muerte, en casa y rodeado de seres queridos. La mayoría de moribundos fallece en hospitales y con frecuencia al lado de desconocidos. Entre los grandes problemas abiertos en la atención sanitaria está el de la actitud ante la muerte. Desde que hice mi periodo de residencia, se dice con ironía que uno de los encuentros más desafortunados en un hospital es el de un anciano, débil e indefenso al final de su vida, con un joven residente que comienza su carrera profesional.

Las humanidades pueden aportar perspectivas valiosas a la medicina, que se concentra en las causas de la muerte, en la incidencia y prevalencia de las enfermedades, y en las estadísticas de mortalidad. Actualmente, el modelo médico contempla la muerte no sólo como un proceso natural, sino también como una opción acelerada a través de la eutanasia. Los libros de texto de medicina poco aportan a este dilema, lo que invita a beber de otras fuentes, como las que con más o menos acierto legaron desde Séneca hasta Saramago, pasando por Marco Aurelio, Montaigne, Schopenhauer, Jaspers o Wittgenstein. La medicina necesita las humanidades. En el Reino Unido hay quien, desde dentro de la atención sanitaria, se ha atrevido a defender que antes de recortar en educación conviene hacerlo en sanidad. Necesitamos otras ramas de las humanidades para que nos ayuden a pensar con profundidad sobre la asistencia a la muerte. Quizá puedan enriquecer los fundamentos de nuestras acciones ante el paciente moribundo. El suicidio asistido copa en buena medida la discusión pública de los países desarrollados. Las dificultades inherentes a la vida, como el envejecimiento, el embarazo, la sexualidad, la tristeza, la soledad o el cansancio, son tratadas con medicación sin que desde la propia medicina se ofrezca respuesta al fondo de estos problemas. Es evidente que la medicina necesita atemperar su fascinación por la tecnología.

En la reflexión sobre la asistencia sanitaria se requiere también la participación de profesionales humanistas que redefinan el concepto de salud. Siendo innegable el creciente interés de las administraciones por la promoción de la salud, habrá que saber, no obstante, cómo definirla más allá de la anacrónica «ausencia de enfermedad», ya mencionada. Las humanidades pueden enfatizar no sólo el problema de la actitud ante la muerte o el envejecimiento de la población, sino también otros retos, como el cambio epidemiológico de las enfermedades infecciosas a enfermedades no trasmisibles. Las humanidades pueden ofrecer otra manera de pensar, otro lenguaje y otro sistema de valores: la imaginación, la belleza, el asombro... Ya sabemos que la utilidad económica no es la medida de lo que somos.

Ante la actual amenaza que sufre la enseñanza de las humanidades conviene recordar su importancia también para la formación y el pensamiento médico. En un mundo globalizado no tiene sentido, ni futuro, esta falta de colaboración multidisciplinar en todos los ámbitos. Los científicos han identificado los problemas medioambientales, pero por algunos defectos de la evolución –quizá la soberbia o la falta de imaginación– algunos buscan extralimitar las fronteras de la creación. Unas bellas imágenes de esta negligencia las legó Ovidio en su *Metamorfosis* con el mito de Faetón, cuya soberbia hizo que perdiera el control del Carro del Sol y acabase quemando gran parte de la tierra.

Scribonius Largus, médico del emperador Claudio y uno de los defensores del viejo humanismo médico, consideraba la medicina una *professio* –en el sentido de vocación– en cuyo ejercicio el médico debía ser «buen hombre, experto en la curación, lleno de misericordia y humanidad». El cambio epistemológico que hoy experimenta, debido a la irrupción de la tecnología, pide a gritos un resurgimiento del humanismo médico. Francia ha fabricado hace pocos años el llamado «robot de la empatía», *Reedi*, para que coopere en el cuidado de pacientes. Su foto aparece en la revista *Nature* para ilustrar la reseña del libro *Medicina profunda: cómo la inteligencia artificial puede hacer que la atención médica sea nuevamente humana*, de Eric Topol. Sostiene que, si las nuevas tecnologías han desviado la mirada del médico a las pantallas de ordenador, en adelante, las tareas que mejor ejecutan las máquinas quedarán reservadas a la inteligencia artificial, lo que liberará al médico de la servidumbre digital para dedicar su tiempo a dialogar con el paciente y manifestar empatía.

Es evidente que la asistencia médica se ha encarecido como consecuencia de la tecnificación, un mal que convive con la creciente politización —y monetización— de los sistemas sanitarios y que ha provocado una devaluación de la vocación médica. Así, mientras se le exigen al médico mayores responsabilidades, también se le obliga a ceder su iniciativa y creatividad tanto a los gestores como a los designios de la gran ciencia, una concentración de recursos que ha burocratizado la disciplina sin capacidad apenas para medir su impacto. Si bien la industria tecnológica ofrece becas, puestos de trabajo e incluso estatus a sus académicos, resulta demasiado onerosa para la atención médica si se tienen en cuenta los modestos beneficios que ofrece a los usuarios. Grandes fondos de inversión apoyan una investigación biomédica precariamente vinculada con la práctica clínica y que, no conforme con haber contribuido a mitigar la mortalidad prematura, aspira ahora a ganarle la partida a la muerte antes que al dolor, al sufrimiento o a la discapacidad. La complacencia de unos profesionales y la indolencia de otros ha permitido que el santuario de los fundamentos de la venerable tradición sea profanado impunemente, sin que nadie rinda cuentas.

Pese a que la inteligencia artificial –con sus algoritmos, nubes de tendencias y todo el anchuroso océano de datos, registros e imágenes– resulte eficaz en la predicción de la respuesta individual de algunos tratamientos oncológicos, no responde a cuestiones fundamentales. Aunque la tecnología sea una herramienta poderosa, la práctica médica se funda en el singular trato que recibe el paciente de su médico. Sean bienvenidos los avances tecnológicos, pero importa que no oculten el horizonte de sentido que cimenta la medicina, es decir, acompañar y animar al enfermo, quien «no se sostiene firme». Los conocimientos y habilidades que exige la práctica médica tienen un aspecto técnico y también, por supuesto, humanitario. Para no incurrir en negligencias, las decisiones clínicas deben ser correctas desde un punto de vista técnico, pero exigen un inexcusable elemento de fondo: la dimensión humana que explora e identifica los valores en juego del paciente y de su entorno.

Más allá del monopolio tecnológico que ya ha comenzado a emerger, el caos y el absurdo seguirán dominando la doliente temporalidad del enfermo, y en ese sinsentido sólo un bálsamo metafísico de palabras ofrece algo de orden y coherencia. Por veraz y reproducible, por exacta y precisa que resulte la descripción teórica del mundo abstracto de la inteligencia artificial, no tiene cualidades con las que sustituir el acto terapéutico del galeno, que, con su «materialismo de lo concreto», palpa la piel del postrado y con la palabra acompaña y conjura su soledad. Si la vida humana se despliega en el acontecer de los días, es en la hermandad con la experiencia doliente del que yace donde cabe esperar que su encogida existencia recobre el aliento de una experiencia más digna. Y en la intemperie del enfermo que inicia su partida de este mundo, sólo adquieren sentido la acogida, el tiempo y la cercanía de los otros. La medicina es siempre profunda y es siempre humana. Dudo que, cuando le llegue su día, el estimado lector quiera padecer lo que padeció el ya famoso moribundo del hospital de Fremont, en California: fue un robot quien le anunció la inminente llegada a su última estación.

II

– LOS AGUJEROS DE LA MEDICINA –

Es lugar común decir que el mal es la privación del bien. Al mismo tiempo, parece como si
este mal tuviera masa y volumen, porque la experiencia indica que puede estar encarnado. Muchas injusti-
cias, perpetradas en nombre de la compasión, son cometi-
das por personas concretas que contemporizan con el mal
y contribuyen así a expandir los límites del infierno. La
historia está tejida de horrores cometidos aun con lucidez
y, cuando se intenta recomponer ese telar, lo que aparece
es el mal agazapado en el corazón humano. También uno
se formula críticas a sí mismo: ¿qué puede conducirme
al mal?, ¿es la época?, ¿anida en el propio corazón de los
hombres?, ¿quizá encienda su chispa una irreparable decepción con mi propia biografía? La idea de pecado original contiene tanto fundamento que parece mucho más
que una idea. Aunque la caída del hombre, llamada de mil
formas, ha sido objeto de incontables análisis –ya desde

los primeros capítulos del Génesis despuntan tesoros inagotables–, en ninguna otra fuente se halla explicación tan verosímil sobre el origen del atractivo que esta radical tragedia ejerce sobre los hombres. En un mundo materialista no resulta tan evidente concebir la responsabilidad humana en los acontecimientos históricos; pues si, como afirma A. Comte, sólo subsisten las leyes de la química, entonces todo está permitido.

El mal, argumenta el filósofo Miguel García-Baró, no es tanto el que se sufre como el que se inflige. Quien tortura a un niño o humilla a una mujer destruye una parte del frágil horizonte de sentido que ofrece la realidad. Esos desequilibrios que se encarnan en nuestra naturaleza piden alguna suerte de presencia trascendente que los armonice. La condición para que la caída se dé, o no, no puede ser otra que la libertad. Sin embargo, el fundamento trascendente no impide sentir el frío aliento del infierno metafísico si la responsabilidad no comparece. Uno disfruta de buenos amigos, de la lectura de los grandes poetas vivos de su ciudad, incluso de esos bienes tan escasos como son el tiempo y el silencio, privilegio inaudito, para la oración o la escritura. Estos gozos no cancelan la pregunta por los «descartados»: ¿dónde encuentran estos un asidero? Sin el fundamento de una ética trascendente, ¿qué órgano percibe las ondas de la barbarie? Vivimos en el mejor de los mundos, sí, pero muy probablemente no en el mejor posible, y quizá por eso la lectura de algunos pasajes bíblicos, como aquellos en los que Jesús se dirige a los niños o a los cansados y agobiados, cobra un sentido reparador extraordinario.

Siendo oscura la naturaleza del mal, este se sitúa en todas las confesiones y, cómo no, también en la escala secular. En medicina consiste en administrar veneno, como medicamento, para acabar con alguien que sufre. En la presencia trascendente no hay ley estatal que permita al médico cometer —¡por compasión!— la atrocidad de acabar con una vida humana, ni siquiera bajo el falaz supuesto de acto médico. Hay formas dignas, humanas y pautadas, de aliviar el dolor o los penosos últimos momentos. Pero invade una extraña indiferencia, un abandono cívico que deja el espacio público a merced de los envites e intereses de una nueva metafísica; y con ese estallido de diversidad y guerras culturales seguimos bajando la guardia y distrayéndonos de los problemas esenciales y reales y así hasta el impulso democrático decae. El mal —dice el mismo filósofo— surge al hacernos cómplices de aquellos que lo practican, aun en nombre del bien. Despenalizar la eutanasia —¿buena muerte?— no dispensa a la sociedad de cuidar a los enfermos en las postrimerías.

En España, durante la pandemia, murieron unos ochenta médicos, contagiados por aquellos pacientes a los que intentaban curar. El destino, con sus ironías, quiso que el mismo día que la Organización Médica Colegial, en su sede a pocos metros del Congreso de los Diputados, rendía homenaje a sus médicos caídos, 189 diputados aprobaran el informe sobre la ley de eutanasia. Se apañaba un retorcido derecho mientras se rehuía el proyecto de buenas prácticas médicas para el final de la vida (cuidados paliativos). Paradoja perversa, emparentada con aquel ideal de un planeta vacío bajo el sol griego de la mañana. Leyes que, contrarias a la medicina, conculcan aquel juramento hipocrático que prescribe como primer mandato no hacer daño y debilitan de este modo los pilares de la civilización. Confiemos en que, andando el tiempo, no se *regule* también la objeción de conciencia, que para tantos puede significar un asomo de esperanza.

Ayuda para morir

SE HA ARGUMENTADO QUE LA EUTANASIA Y EL SUICIDIO asistido son un bien que se ofrece en la cultura compasiva. Pero una mirada sin prejuicio percibe el papel que desempeña la muerte en la cultura y los efectos perniciosos que arrastra sobre los individuos que participan en ella. Si bien es cierto que la muerte es una fuerza poderosa en la cultura, la posibilidad de elegir la muerte no es sólo una opción más entre muchas otras, sino una opción que replantea todas las demás.

Desde el origen, la muerte y la fragilidad del cuerpo humano han sido objeto de reflexión filosófica. De hecho, la misma cultura viene a ser una respuesta a la muerte. Como somos seres frágiles, propensos a la enfermedad, la discapacidad y la muerte, nos necesitamos unos a otros; creamos culturas que amparen nuestra precariedad. Somos animales sociales y políticos, como nos enseñó Aristóteles, y nos necesitamos a causa de nuestras debilidades y dependencias. Las instituciones de la medicina y del derecho surgen como fenómenos culturales –igual que otras tecnologías e instituciones– para ofrecer sustento a la vida de nuestros cuerpos mortales. La muerte también formatea, de otra manera, la cultura: su posibilidad refuerza los deseos de mantener viva nuestra memoria. Deseamos ser recordados como parte de las historias que conforman la cultura. Estas narraciones pueden plasmarse en las diversas formas del arte, la ciencia, el derecho, la literatura. Y si bien esos proyectos pueden atesorar la grandeza de su perfección, también recordamos a Virgilio, Dante o Miguel Ángel porque las obras que legaron apuntan a la verdad, al bien y a lo más hermoso de lo humano. Por eso la muerte nos enfrenta a lo que más nos importa como cultura. Y la cultura y sus instituciones y tecnologías son la forma en que preservamos lo que importaba a nuestros predecesores, lo que ellos pensaban que debería importarnos. De hecho, descubrimos lo que las culturas antiguas creían sobre el significado de la vida al examinar sus mausoleos, desde las pirámides hasta los ataúdes de los barcos vikingos y las ceremonias judías de lavado de cadáveres. Una gran parte del significado de la vida y del cuerpo humano se muestra en las costumbres y prácticas funerarias. De ahí que la posibilidad de la muerte no sólo sea el fundamento de la cultura y sus instituciones; la posibilidad de la muerte moldea también el significado de la vida y nos conmina a reflexionar sobre ella. Los sabios a lo largo de la historia le han prestado mucha atención. Considerar la propia muerte es esencial para vivir una vida buena o auténtica.

Ahora bien, no es la muerte la que abre el camino de la creación cultural o la formación personal. Como privación de la vida, la muerte resalta su bondad, verdad y belleza. Lo bueno es la vida; la muerte sólo lo recuerda y desvela su naturaleza trascendental. La vida es buena, verdadera y hermosa, aun cuando es difícil mantenerla. Los seres vivos —incluido el ser humano— se esfuerzan por mantenerse vivos y van más allá de los límites que los rodean porque la vida tiene prioridad sobre la muerte.

La muerte natural, como privación, sólo destaca que la vida es buena y hermosa. Es vida lo que las culturas se esfuerzan por perpetuar más allá de su propia finitud. Es la vida la que da significado y propósito y la cultura la que testimonia su bondad y belleza y protege la memoria que nos han legado las generaciones pasadas. Es evidente que no toda cultura es inherentemente buena; pueden también propagar el mal. Ahora bien, sus mejores formulaciones siempre recuerdan que la belleza y la bondad son posibles, aun cuando los seres vivos mueran.

La eutanasia sitúa la muerte en un marco diferente, no como la privación que resalta la eminencia de la vida, sino como un bien en sí misma. Al incorporar el suicidio asistido (prescripción por el médico de una sustancia que el paciente puede administrarse para causarse su muerte) al legendario arsenal terapéutico, en realidad no se agrega una nueva opción médica, porque es una opción que lo replantea todo. Una vez que la muerte se convierte en una opción terapéutica, todas las demás opciones, de alguna manera, dejan de serlo. Se han realizado esfuerzos concertados para legitimar la muerte como opción terapéutica. Se ha argumentado contra el uso del término «suicidio» para quienes eligen la muerte por razones médicas. El proceso que causa la muerte equipara a otras opciones paliativas que implementa la institución médica. El médico puede ayudar a morir de igual manera que administra analgésicos para aliviar los síntomas, inyectando sustancias que detienen el latido cardiaco o el centro respiratorio; sencillamente «ayuda» al paciente.

Una vez que la muerte como terapia se consagra por la ley, alcanza un estatus diferente. Una vez que se acepta la muerte como un bien —en lugar de la privación que es en realidad—, se replantean todas las opciones, hasta el punto en que uno —no sólo aquellos que tienen enfermedades terminales, sino todos nosotros— deberá dar razones para no elegir la muerte. Con la expansión de la eutanasia a personas con discapacidades, no es difícil imaginar que llegará el día en que, después de que se niegue la debida atención del sistema público de salud (algo que ya ha ocurrido en Canadá), se le ofrezcan al paciente dos opciones: pagar la costosa atención que necesite o aceptar el proceso de ayuda a la muerte sin cargos. Después de todo, la eutanasia o el suicidio asistido son opciones legales.

Cada vez importa menos que hoy se sepa que la discapacidad, con apoyo social y financiero, puede hacer que quien la padece prospere y viva una vida significativa. Si existiesen los servicios adecuados, las personas con discapacidad física o cognitiva no tendrían que elegir la muerte; pero, como es una opción lícita y barata, replantea todas las demás y pronto se verán obligados a explicar por qué no la eligen. Nuestra cultura se ha precipitado por un sendero diabólico en el que la muerte no es ya la privación de algo bueno, sino un bien en sí mismo, y con ella el paciente terminal o la persona con discapacidad se podrían ver obligadas a justificar su rechazo.

La medicina y el derecho son dos productos eminentes de la cultura. Puede incluso que sean las instituciones más poderosas de la cultura occidental. Santo Tomás argumentó que la ley –y probablemente ocurra igual con la medicina– puede educar moralmente, pues incorpora preceptos que incentivan la costumbre de ver, comprender y hacer el bien. Si el derecho y la medicina pueden ayudar a promover la atención a las personas vulnerables, es posible que también puedan educar en sentido contrario. Cuando la poderosa combinación de medicina y ley reformula la muerte como un bien en sí mismo, se introduce en la mentalidad colectiva la idea de la muerte como un bien legítimo, lo que cuestiona las demás opciones. Eso distorsiona la forma en que entendemos la verdad de la vida y en que cuidamos a las personas más débiles y necesitadas. Bien pensado, no deja de ser sorprendente que incluso el mismo Sócrates se dejara seducir por la racionalidad, incluso por la bondad, de elegir su propia muerte a manos del Estado. Esa muerte resuena todavía en nuestro tiempo como la imagen de una injusticia. Una vez que la muerte ha sido aceptada en medicina como parte de la terapéutica, y sancionada por la ley del Estado, la cultura comienza ella sola a asumir sus propios y perversos códigos.

Pero la eutanasia es un capítulo que forma parte de la bioética desde los años 70 del siglo XX, y ha agitado las aguas del pensamiento entre análisis escrupulosos y acaloradas discusiones. Hoy en día, poco tiempo después de aprobada en nuestro Parlamento la ley que la despenaliza, sigue admitiendo debate con argumentos a favor y en contra. La escolástica de los siglos XVI y XVII, inspirada en el principio aristotélico-tomista del «doble efecto», también reflexionó sobre la asistencia a los moribundos. Según esta doctrina, se actúa sobre un cuerpo doliente y sufriente —que quien lo padece lo identifica como peor que la muerte— sin intención de quitar la vida, sino de poner fin al dolor. Por otro lado, el suicidio asistido con los debidos cuidados representa una vía inédita en nuestro país, que podría llevar a que legislaciones permisivas rebajaran en el futuro los niveles de calidad y de cuidados en enfermos terminales. Como se ha dicho unos párrafos arriba, la despenalización de la eutanasia no disculpa a la comunidad de la más exquisita asistencia a los enfermos en sus postrimerías. Asegurar un servicio como la eutanasia y al mismo tiempo dejar en el limbo del olvido, año tras año, el proyecto de buenas prácticas médicas del final de la vida es, mucho más que una contradicción, un ejercicio de cinismo que ningún ciudadano sensato debería tolerar. Es inimaginable un escenario que no regula el acceso a estos cuidados y garantiza en cambio la posibilidad de acogerse al derecho de eutanasia. España es el único país que ha despenalizado la eutanasia sin resolver previamente los cuidados paliativos. Con una atención paliativa institucionalizada, este debate perdería parte de su sentido, aun en los casos de grave sufrimiento físico y espiritual de enfermos crónicos e incurables.

La verdad es que, además de constituir un problema económico –creación de unidades de cuidados paliativos y la correspondiente provisión de profesionales, reconocimiento de la especialidad, permisos remunerados a familiares, tramitación exprés de ayudas a la dependencia...–, oculta otro problema de índole moral: España se acerca a los cien mil enfermos sin acceso a los cuidados paliativos, más de treinta mil enfermos con cáncer de edades avanzadas que viven solos o unos cuantos miles de ancianos maltratados cada año. Una población a la que bien puede seducir cualquier procedimiento que represente una salida rápida del oscuro mundo del dolor o la soledad. Los más longevos son quienes consumen el mayor gasto sanitario; si, al mismo tiempo, son los mayores beneficiarios de este «derecho» que no necesita asignación de presupuesto, miel sobre hojuelas. Sin embargo, es una reivindicación que solicita menos del 3% de los enfermos. Cuando el ser humano toma conciencia de la gravedad de su enfermedad, suele cambiar el sentido que otorga a su existencia. Superado el pánico cerval, la percepción de la realidad deja de ser, para muchos, tan fragmentaria y dolorosa como lo fue otrora en la trinchera del mundo; en general se ajustan a la nueva realidad y muy pocos acaban deseando la muerte. Lo paradójico es que la demanda provenga mayormente del lado «sano» de la sociedad. Ni siquiera fue nunca una reivindicación de los médicos.

La ciencia ha vuelto obsoletos siglos de experiencia, tradición y cuidados ante nuestro destino finito; ha introducido la duda sobre el buen morir sin una ética de la atención junto a otra de los cuidados. Desde cualquier perspectiva que se mire, la eutanasia no debería representar más que una insólita excepción; no cabe otra norma mejor que la de respetar, atender y cuidar la vida. Y, como otros asuntos relacionados con el sentido de esta —que son de índole prepolítica y preeconómica—, no deberían confiarse a estructuras del Estado ni a iniciativas cívicas cargadas de prejuicios, tópicos e ídolos que forjan interpretaciones deliradas del mundo y nos escoran hacia el oscurantismo de la caverna o el horror de la selva.

LA MUERTE EN PERSONAS CON DISCAPACIDADES

En agosto de 2014 la policía de todo el mundo se movilizó tras conocer el caso de Ashya King, el niño de cuatro años que padecía un medulo-blastoma. Sus padres lo sacaron de un hospital inglés de Southampton, donde había sido ingresado, y fueron rastreados y localizados por la policía. Después de varios días de protesta pública internacional, la familia fue liberada. Los padres –testigos de Jehová– pretendían llevarlo a un Centro de Terapia de Protones de Praga, uno de los pocos lugares donde entonces podía recibirse ese tratamiento. Finalmente, pudieron trasladar al niño a la capital de la República Checa, donde recibió el trata-miento aun después de que el hospital inglés impugnara la terapia protónica y remitiera el caso al Servicio Na-cional de Salud (NHS), que también rechazó la solici-tud por no apreciar beneficio para el niño. En cambio, el Tribunal Superior del Reino Unido sí reconsideró la solicitud de los padres y Ashya pudo recibir la necesaria financiación del NHS. El niño regresó más tarde a la escuela y, según parece, sigue libre de enfermedad.

El caso Charlie Gard es el de un bebé que padecía una enfermedad genética llamada síndrome de depleción del ADN mitocondrial, que provoca un daño cerebral irre-versible. Un juez de Reino Unido ordenó su traslado a un hospicio para enfermos terminales junto a la retirada de la ventilación mecánica. Después de múltiples juicios y apelaciones, la decisión fue que el bebé merecía una muerte digna. El desgarrador caso planteó dilemas éticos en torno a quién debe decidir sobre la vida de un niño gravemente enfermo, si el juez o los padres. Estos habían depositado su última esperanza en el tratamiento experimental de un hospital de Nueva York, pero el niño falleció en julio de 2017 antes de probar esa «última oportunidad».

Estos casos se remontan a los orígenes de la tradición iniciada en la Edad Media. En aquel entonces, los médicos del campo de batalla acudían al confesionario con la decisión de honrar las solicitudes de los soldados, conscientes de que con la aplicación de la triaca se renunciaba a tratamientos para salvar la vida. El conocimiento del opio fue preservado en Bizancio y el mundo musulmán, desde donde fue transmitido a la medicina occidental en la Baja Edad Media. La forma más común de administrarlo desde tiempos de Galeno era la triaca, que, compuesta de diversos ingredientes, fue el principal tratamiento contra las pestes que asolaron a Europa. Entonces el opio no se usaba con fines recreativos. Los confesores y los teólogos morales se preguntaban si el recurso a la triaca podía significar participación alguna en el suicidio, hipótesis que se descartaba: lo que prevalecía era el *principio del doble efecto*, es decir, que ese tratamiento no perseguía, como objetivo primario, la muerte del moribundo, sino que presentaba una justificación proporcional. El análisis comienza siempre con el valor fundacional de la irreductible dignidad del ser humano. No es lícito aspirar a la muerte de una persona enferma, ya sea por acción u omisión. Desafortunadamente, este principio moral fundamental de la bioética no siempre se ha considerado lo suficiente. Y es, sin excepción, un argumento poderoso.

Los documentos del tribunal del caso Charlie Gard no se centraron en la posible muerte inminente del niño, sino en su función cerebral. Lo que, en cierto modo, revela la impotencia de la sociedad para aceptar a las personas con discapacidades, especialmente las mentales. El juez del caso de Charlie explicó en su fallo que «los padres aceptan que no vale la pena mantener su calidad de vida actual». Uno de los médicos de Charlie declaró que «se podría argumentar que Charlie no obtendría beneficio alguno de continuar con vida». Ahora bien, ¿cuál habría sido la respuesta de sus médicos y del juez si Charlie Gard hubiera seguido respirando después retirarse la ventilación mecánica? El objetivo que se perseguía no era tanto la retirada del tratamiento médico como sentenciar la muerte del niño por omisión apelando a su discapacidad mental. Quienes manifestaron su preocupación por la inviolabilidad de la dignidad del niño no señalaron este elemento como el principal problema del razonamiento durante la discusión del caso Charlie Gard, toda vez que un planteamiento que acepta la muerte por omisión se lleva por delante y al mismo tiempo los argumentos para oponerse a la muerte por acción –y así se tira al bebé con el agua del cubo.

Los derechos de los padres no son absolutos; esto no se discute. Si se demuestra que los padres están abusando en su búsqueda de un tratamiento experimental, las autoridades pueden detener el abuso. Pero el hecho de que los padres de Charlie Gard buscaran una terapia experimental no podía considerarse abusivo. Muchos médicos pensaban, en origen, que había una posibilidad razonable de que Charlie se beneficiara del tratamiento, sobre todo porque carecían de conocimientos suficientes sobre la rara dolencia.

Que las autoridades del Reino Unido recurrieran a la amenaza de la fuerza para impedir que los padres de Charlie le ofrecieran al niño un tratamiento experimental ilustra una comprensión particular del bien en un caso complicado y con múltiples, complejas y controvertidas cuestiones morales. ¿Qué porcentaje de probabilidad de que el tratamiento funcione es necesario conocer para que su búsqueda sea una buena idea? ¿Y si ese porcentaje es desconocido? ¿Cómo se debe contemplar el error o sesgo médico? ¿Qué papel debe desempeñar la posibilidad o la creencia en un milagro, esto es, en la aparición de un resultado inexplicable, teniendo en cuenta lo poco que se sabía de la enfermedad? ¿Presentaba Charlie dolor? ¿Cuánto costaba su atención médica? ¿Sopesar el dolor *versus* el beneficio podría ser un marco moral correcto? ¿Debe considerarse en la decisión el beneficio de la investigación sobre esta enfermedad o el posible beneficio para futuros niños con tal patología? ¿Pueden los padres inscribir a sus hijos en ensayos experimentales si hay pocas o ninguna esperanza de recuperación? Dada la complejidad moral de cada una de estas cuestiones, y más aún si se consideran en conjunto, es difícil pensar que Charlie estuviera siendo objeto de abuso por parte de sus padres o que la búsqueda de los padres de Charlie justificara la intervención del Estado.

Los gobiernos tienen argumentos para defender la justa asignación de recursos dentro de sus sistemas de atención médica, pero ninguna autoridad moral para impedir que unos padres busquen tratamiento experimental en otros lugares. Los padres son responsables de actuar en el mejor interés de sus hijos, basándose en su propia comprensión particular del bien en general. Su comprensión del bien tiene una singular importancia en situaciones dramáticas. Y si los padres tienen algún derecho a actuar por el bien de su hijo en general, también lo tienen para hacerlo en el contexto médico.

Aunque nadie tenga derecho a exigir una cantidad desproporcionada de los recursos sanitarios de su comunidad, en los casos de King y Gard ese no era el problema. Los médicos conocen la fisiología y la fisiopatología, pero eso no les inviste de autoridad moral para decidir unilateralmente la muerte de los pacientes; tampoco para decidir sobre las complejas cuestiones morales implicadas en la decisión de someter o no a un tratamiento experimental. En tales decisiones deben involucrarse principalmente los seres cercanos, quienes, aun en contextos menos dramáticos, tienen el derecho y el deber de actuar en su mejor interés.

Otro caso fue el de un bebé de 23 meses con una enfermedad neurodegenerativa incurable, Alfie Evans, cuyos padres perdieron la batalla legal contra el Tribunal Superior de Justicia británico, que autorizó la desconexión del aparato respirador que lo mantenía con vida. El niño falleció en abril de 2018, justo antes del traslado que habían solicitado los padres a un hospital de Roma. En aquel archiconocido caso, el propio Papa Francisco publicó en Twitter un «llamamiento para que se escuche el sufrimiento de los padres y se dé cumplimiento al deseo de intentar nuevas posibilidades de tratamiento».

De vuelta a la eugenesia

Si nos trasladamos al campo del diagnóstico prenatal, este va camino de convertirse en otra suerte de páramo moral donde las reflexiones, más bien escasas, giran siempre en torno a un mismo eje: afinar la gestión del aborto como fórmula única del arsenal terapéutico para niños diagnosticados en el claustro materno de *síndrome de Down*. Que su muerte resulte del consentimiento informado de los padres como agentes racionales, libres y autónomos viene a ser la novedad de la clave única del fundamento ético. Los argumentos se apoyan en la necesidad de evitar a los padres las deficiencias que el niño padecerá por esta afección genética y en la posibilidad de que estos puedan buscar otro bebé sano. En las formas más abstractas de esta lógica, la seguridad de la tecnología representa el mayor incentivo para tal fin. Entre los argumentos se encuentra también la idea de que la discapacidad intelectual del afectado dificulta inevitablemente futuros embarazos de la madre. El influyente filósofo utilitarista Peter Singer, quien cree que la cualidad de persona se pierde si las capacidades racionales no permanecen indemnes, justifica el aborto de niños con *Down* en la discapacidad cognitiva que conlleva este síndrome y las expectativas frustradas que todo eso generaría en los padres. Resulta incomprensible, en cambio, que en la argumentación nunca se llegue a plantear si las dificultades del niño con *trisomía 21*, una vez reconocido y acogido como miembro de la comunidad, no podrían impulsar la investigación de las posibles condiciones curables o, en todo caso, las acciones cívicas destinadas a amortiguar las que no puedan serlo. El caso de Mar Galcerán es significativo. Reconocida en su capacidad de trabajo, ha llegado a ser la primera diputada con *síndrome Down* en un parlamento autonómico español. En la reflexión de Singer, quien padece esta trisomía no es parte de la comunidad, sino una patología, y los padres las verdaderas víctimas. No cuestiona lo que estos niños puedan o no conseguir, sino lo que los padres –las víctimas– no lograrán. Inspiraciones así conforman casi todo este debate contemporáneo.

El modelo del logro como medida de la dignidad surge en coherencia con ese afán desmedido por liberarnos de toda fragilidad natural. Esta obsesión por el éxito se ha infiltrado incluso en los pilares fundamentales de la cultura –crianza de los hijos, deporte, educación, medicina...–, lo cual aboca al racionalismo contemporáneo no sólo a una paradójica fascinación por lo irracional, sino también a lo oscuro y peligroso. Así, el insidioso tratamiento del *síndrome de Down* constituye un clásico –quizá antiquísimo– ejemplo de eugenesia. En una sociedad cuya natalidad tiende a cero, el nonato con discapacidad ni siquiera es objeto ya de debate. En los países del norte de Europa apenas nacen niños con *Down*. España ostenta hoy el mayor porcentaje de abortos con esta afección (alrededor del 95%), gracias a unos métodos diagnósticos punteros y a una legislación que extiende los plazos para abortar a las 22 semanas en caso de anomalías fetales graves. Europa podría quedar «curada» de Down en unos años con la desaparición absoluta de adultos y niños con este síndrome, de manera similar a lo que ocurrió con la polio, aunque en este último caso no se curó sacrificando a los que la padecían, sino que se logró prevenir con vacunas.

Estos presupuestos bioéticos claman, una vez más, por la cuestión de la compasión en medicina, pues el empeño de producir seres racionales, autónomos y capaces de logros no hace justicia a la realidad de la comunidad humana, toda vez que orilla la natural y mutua dependencia de sus miembros. El dolor que provoca el sufrimiento del otro era ya reconocido en la antigua Grecia. Toda compasión nace del estremecimiento por quien sufre en la cercanía. En la parábola evangélica del buen samaritano, a este le conmueve el sufrimiento del herido en su camino. Nada sugiere que sienta miedo, sino más bien la necesidad de compartir el dolor con su prójimo. Se para, lo cura y, antes de seguir adelante con sus proyectos, lo acerca a una posada y le dice al posadero que más tarde pasará a verlo y se hará cargo de los gastos. Creo que el mismo camino de la parábola, trufado de malhechores y heridos, es el camino que se da en cualquier vida. Los otros dos caminantes, atentos quizá a sus obligaciones, no ven en ese camino más que obstáculos a sus proyectos. ¿Es compasión aconsejar a unos padres que aborten y se olviden de su frustración mediante ese método? Impregnar la atención médica de este antiquísimo materialismo sin fundamento antropológico la degrada a puro bien de mercado. Y aun así la medicina seguirá formando parte de la cultura de la vida; el acto médico, de hecho, no deja de ser un acto litúrgico en el sentido que recoge el diccionario Oxford de inglés, esto es, un servicio público que ejercía el ciudadano griego a sus expensas para atender al necesitado. Y, como toda liturgia, un acto que sana la imperfección que uno encuentra en los caminos.

Hay que recordar que, durante más de un siglo, la eugenesia se consideró una visión avanzada del mundo; de hecho, las propuestas de su pionero, Francis Galton, y de su primo Charles Darwin sobre el control de la población humana marcaron tendencia. La sombra de esta moda se alargó hasta los horrores del Holocausto y otras infamias posteriores, aunque a nuestro tiempo ha llegado en forma más sutil. En 2017, Islandia proclamaba que pronto sería el primer país del mundo en el que dejarían de nacer niños con *síndrome de Down*, gracias al aborto «compasivo» de fetos con diagnóstico precoz de la copia adicional en el cromosoma 21. En EE. UU., la tendencia de la medicina contemporánea a eliminar el dolor a cualquier precio acabó en la famosa crisis de los opioides. Francia, fiel a su herencia de faro de la humanidad, se ha convertido recientemente en el primer país del mundo en incluir en su Carta Magna el «derecho» al aborto para garantizar así la «libertad» de la mujer.

Este impulso compasivo –que prescribe todo tipo de fármacos contra el dolor o incentiva abortos como libre expresión del deseo materno– arrastra una paradoja: al pretender lidiar con el dolor de la gente, extingue antes al sufridor que al sufrimiento. Si la compasión implica literalmente sufrir con otro, participar voluntariamente de su dolor, compartir la carga y hacer más llevadera la experiencia, entonces esta categoría se ha distorsionado hasta el desquiciamiento: ya no representa voluntad alguna de ayuda, sino el deseo de acabar de raíz con el sufrimiento. Es la lógica de siempre, aunque ahora más sofisticada. Si se profundiza en ella, no está claro que sea un vicio desatado, propio de culturas decadentes, sino más bien una virtud que al pervertirse, como aquel ángel caído, se ha vuelto demonio. Nada hay de nuevo en las nuevas formas de eugenesia o de selección artificial de nonatos: ya en el siglo V a. de C. Platón planteaba en su *República* la necesidad de «mejorar» la población.

Hablar hoy de eugenesia puede resultar hiperbólico. Como sus destinatarios son los más débiles –ancianos, nonatos, mujeres o pobres–, quien cuestiona su lógica corre el riesgo de ser considerado un bárbaro sin compasión. No obstante, hay algo que confunde en la comprensión de esta torcida virtud. En lugar de proporcionar a mujeres y a hombres jóvenes educación sobre el sentido de la fecundidad humana, de forjar propuestas de costumbres que susciten solidaridad con quien sola o sin pareja estable quede embarazada, lo que se ofrece es el derecho a interrumpir el embarazo, como si fuera un método tan natural que ni siquiera provoca un poco de pesadumbre. O en lugar de analizar por qué un anciano solicita la eutanasia, se le ofrece directa y gratuitamente el servicio funerario, con lo que se exime a la comunidad de acompañar su soledad y decadencia psicosomática.

Lógicas tan sutiles constituyen la materia prima de la que se nutre la eugenesia contemporánea, cuyo fin consiste en acabar con un sufrimiento que nace de la cepa de la realidad humana. Pero, frente a la compasión, que se orienta a la persona que sufre, su forma contemporánea orbita en torno al interés del compasivo, que ya no busca aliviar el sufrimiento, sino eliminarlo y así no soportar el dolor del otro. Es una lógica que se vuelve seductora ante la dificultad de arrastrar cualquier dolor. Bajo el sempiterno afán por erradicar ese dolor ajeno crece en secreto una semilla corrupta que, transcurrido un tiempo, brota en forma de abortos de fetos con *síndrome de Down*, esterilizaciones forzadas en mujeres, eutanasia o selección artificial. En esta lógica escatológica, si desaparecen las circunstancias que alimentan el dolor, también desaparece la necesidad de bregar con él.

Esta forma perversa de compasión, fundada en el deseo alquímico de transformar la realidad, no encuentra asiento estable en el mundo que habitamos. La historia de ese mundo enseña que no hay manera de erradicar el sufrimiento, ni siquiera el de aquellos que más se ama. La realidad es como es, e integrarla exige asumir el contraste entre el bien y el mal. Pero ante la visión cínica del que permanece indiferente, no comparece ni la belleza de la dignidad ontológica de la vida humana y menos aún la bruticie. La infame lógica de la eugenesia no elimina el sufrimiento, sólo lo esconde en un lugar donde no se ve. Puede que Francia, la patria de los derechos del hombre, con su reciente reforma constitucional, haya renunciado paradójicamente a la ley del más débil y haya abierto la veda a esa otra ley que regía en la selva, la del más fuerte, anticipando así el colapso de todo lo que ha definido nuestra civilización.

El siglo XX fue, entre otras cosas, el del control de la población. Grandes campañas de empresas, gobiernos y ONG apostaron por la reducción demográfica, que se vinculaba a la salud de la mujer y a una mayor capacidad de consumo y de negocios. La idea caló hondo y pronto en la sabiduría convencional de Occidente. La activista de la eugenesia Margaret Sanger popularizó el sintagma «control de la natalidad» frente a la supuesta necesidad de regular el caótico poder procreativo de la mujer para canalizarlo hacia la calidad y no la cantidad. La propaganda encontró su coartada para que las tecnologías contra la natalidad, como el dispositivo intrauterino (DIU) o la píldora abortiva, lograran un consumo masivo entre mujeres en edad fértil. Los científicos habían descubierto la forma de inhibir el potencial reproductivo de la mujer antes de entender bien las funciones de este sistema biológico.

Foucault llamó biopolítica a una forma de poder moderno que se ejerce sobre la vida de cada individuo y que opera a través de supuestos discursos de la verdad, como el de la ciencia. Su fuerza, más penetrante e insidiosa que ninguna otra, radica en que se percibe no como poder sino como ciencia (biopoder). Sirva el ejemplo del transgenerismo, que hoy utiliza niños como bandera del nuevo progresismo. El adolescente espera que su cuerpo le proporcione identidad personal, pero si este no está a la altura de sus expectativas, le asiste el derecho a desplegar sobre él las artes del biopoder: hormonas que bloquean la pubertad, cirugía genital u otras intervenciones farmacológicas o de apoyo psicológico. Sacrificar el cuerpo y buscar, tecnología mediante, que una nueva forma le ofrezca identidad son los presupuestos y herramientas de un biopoder que transforma —y mutila para siempre— un cuerpo sano por causas ajenas a él.

En toda esta retórica eugenésica, que aboga por la salvación del hombre y del mundo a través del progreso genético y del control de la población, la capacidad desordenada e impredecible de procreación de la mujer viola las expectativas de una reproducción racional. Para esta corriente, el cuerpo femenino está ligado a fuerzas irracionales e incontrolables. Las mismas contingencias de su naturaleza —gestación, parto o menstruación— son realidades biológicas que se desvinculan de la salud. El cuerpo deviene en chivo expiatorio (la menstruación suele presentarse en EE. UU. como un trastorno ignominioso, para beneficio de una descomunal industria). Lograr «calidad de vida» pasa también por la esterilización o muerte de otros nonatos o sometidos a eutanasia. Aunque la mayoría de los eugenistas fueron médicos y científicos —Sanger reza entre las excepciones—, sus observaciones no se sirvieron de lentes neutrales con que vislumbrar conclusiones objetivas sobre la verdad de la procreación y el cuerpo femenino. Sus prejuicios conformaron su ciencia y esta, a su vez, ha alimentado sus prejuicios. Los credos eugenésicos han insistido en políticas e intervenciones médicas que han moldeado el imaginario social y la forma en que muchas mujeres perciben sus cuerpos.

Estas corrientes proceden del giro secularista desencadenado por las guerras de religión posteriores a la Reforma cuando, por causas sociales, económicas e ideológicas, la cosmovisión trascendente se vio sustituida por una orientación inmanente con sede en el bienestar material. En el nuevo ideal la concepción aristotélica de buena vida –contemplación y conducta virtuosa– quedaría anacrónica. Sin embargo, los cuerpos seguirían envejeciendo, enfermando y muriendo; es decir, no se cumplía el ansiado proyecto de juventud y salud perpetuas. Hoy, en cambio, si el orden material falla, disponemos de unas herramientas, de escasa finura metafísica, como el aborto, la eutanasia, los anticonceptivos o la plastia *penevulvar*, recursos todos cuyo poder se aplica a la materia de la misma manera que uno se puede untar una pomada balsámica. La reducción de la vida buena a las bondades de la materia es el criterio que guía las nuevas intervenciones biopolíticas. No siendo el fin último la manipulación del cuerpo, sino la calidad de vida, resulta paradójica que esta cultura de la buena vida acabe mágicamente en el disparate de la «cultura de la muerte». Nada mejor para definir la inmadurez de los individuos y su tiempo que el afán por vivir al margen del principio de realidad.

EL PARADIGMA DE LA SALUD REPRODUCTIVA

PARA DESAFIAR UN PARADIGMA ESTÁNDAR COMO el de la «salud reproductiva de la mujer», seguiremos el guion que aquí se presenta; ahora bien, una evaluación juiciosa exige un aparato crítico bien fundado. En este caso el criterio será el de una visión razonable y razonada de la realidad biológica, asentada sobre los conocimientos médicos y científicos hoy disponibles, distintos y distantes de planteamientos ideológicos y también de cosmovisiones religiosas, aunque con frecuencia puedan coincidir.

El principal argumento que nos sirve para desafiar el modelo de la salud reproductiva de la mujer —hoy consagrado por décadas de uso— se basa en que eso que se presenta como salud reproductiva es, en realidad, un aspecto específico de la naturaleza biológica de la mujer que se refiere a la fertilidad, el embarazo y el parto, transformados en patológicos por la medicalización a las que han sido sometidos.

En el intento de definir el concepto «mujer», se manifiesta el extraño momento histórico en que vivimos: se carece de una comprensión compartida de su significado. Para unos, la idea de «mujer» es una ficción social, una construcción, un conjunto de mitos y estereotipos culturales que se proyectan sobre el cuerpo femenino y que, de manera inconsciente, los representa. Esta es la visión de Judith Butler, la influyente matriarca contemporánea de la teoría de género. Para otros, es un estado interior subjetivo, una convicción profundamente sentida que puede o no alinearse con lo encarnado, con la corporalidad. En estos últimos, ser mujer no es tanto una realidad corporal como un estado de la mente.

Podríamos detenernos en esas definiciones, en sus fortalezas y debilidades, pero a nuestro propósito conviene partir de un criterio –como se ha dicho– más objetivo y, en todo caso, más acorde con las ciencias naturales: una mujer es el tipo de ser humano cuya fisiología reproductiva se organiza en torno a la capacidad de procrear y gestar vida humana. Los términos «masculino» y «femenino», y sus correlatos específicos, «varón» y «mujer», nombran lo que esencialmente es una identidad reproductiva.

El capítulo del embarazo y la esterilidad se vincula a un ámbito trascendente de la realidad biológica. Como seres materiales, somos finitos, mortales, frágiles y propensos a la enfermedad y la muerte. El término «salud» guarda dos raíces etimológicas: una palabra que procede del inglés antiguo y que significa «totalidad» y otra del nórdico antiguo y que significa «sagrado». La salud es plenitud cuando las funciones orgánicas se hallan en orden y armonía. Y la curación se refiere a la restauración de la totalidad. Como si algo de lo sagrado se vinculara, además de a la restauración de los procesos naturales, a ese orden. De la reunión de estas definiciones, cabe obtener un marco con el que *re-visar* el modelo de salud reproductiva de la mujer; un marco que considera la fisiología en términos de totalidad –en lugar de una entidad, en principio, morbosa y patológica– y trabaja con el orden natural del cuerpo en vez de hacerlo en su contra.

Cuando se habla de «salud reproductiva de la mujer» no es arriesgado sospechar que la primera idea que asalta a cualquiera es la de «control de la natalidad». El informe especial de 2019 publicado en *Scientific American* sobre «salud reproductiva de las mujeres» ofrece una ilustración significativa de fondo: la imagen de una fila ordenada de diversos métodos anticonceptivos, como si la salud reproductiva de la mujer se redujera solamente a la anticoncepción. El informe se reafirma, desde luego, en la postura estándar según la cual la anticoncepción libera a la mujer. A nuestro juicio, ofrece también, a modo de descargo de responsabilidad, ciertas críticas al modelo médico basado en el control de la natalidad, reconociendo algunos riesgos de esta estrategia: «Los médicos tienden a usar hormonas sintéticas como un martillo, prescribiendo libremente la píldora anticonceptiva para todo tipo de dolor de regla, que es en parte la razón por la cual algunas enfermedades, como la endometriosis, tardan un promedio de ocho años en ser diagnosticadas».

En otro artículo del mismo informe titulado «¿Para qué sirve la regla?» subraya la escasez de conocimientos logrados sobre las funciones naturales del sistema reproductivo femenino y sus ciclos, en particular el ciclo menstrual. En la carrera por llevar la llamada «libertad reproductiva» a las mujeres, los pioneros de la píldora anticonceptiva de mediados del siglo XX –Margaret Sanger, Gregory Pincus y John Rock– «ignoraron las implicaciones que supone inhibir el ciclo natural de la mujer. Descubrieron la forma de suprimir los períodos antes de intentar comprender cómo y por qué funcionan».

Comparte este desconocimiento la población femenina, a la que se le han prescrito de forma rutinaria medicamentos que interrumpen la fertilidad y se le hurta la posibilidad de comprender mejor sus propios indicadores o signos corporales. Por otro lado, muchos médicos han visto en la píldora una suerte de *bala mágica* para todo tipo de dolencias e irregularidades físicas. Así lo ha expresado en *Scientific American* Jonathan Schaffir, profesor de obstetricia de la universidad de Ohio: «La píldora es lo más parecido que tenemos a una panacea para la salud de la mujer». En cambio, otra profesora de estudios de género de la Universidad del Este de Washington, Elizabeth Kissling, responde que «la píldora no es un tratamiento para las irregularidades menstruales, sino más bien la forma de no tratarlas». Se tiende a prescribir anticonceptivos sin conocer del todo sus potenciales consecuencias. Es probable que, como han sugerido diversos científicos, la práctica de la píldora represente el mayor experimento médico no-controlado sobre mujeres en toda la historia.

Los métodos anticonceptivos más utilizados y prescritos, las hormonas sintéticas y los dispositivos intrauterinos (DIU), operan interrumpiendo funciones normales del sistema reproductivo de la mujer con la finalidad de prevenir el embarazo. Como era de esperar, la interrupción de un sistema fisiológico tiene resonancias en la homeostasis global y conduce a un alto riesgo de enfermedades graves.

Un metaanálisis sobre 54 estudios publicado por la revista *Lancet* en 1996 y considerado por el Instituto Nacional del Cáncer de EE. UU. ya concluyó que las mujeres que usan anticonceptivos orales tienen un 24% más de riesgo de padecer cáncer de mama. El metaanálisis comprendió un total de 10 estudios prospectivos y 44 de casos y controles (25 con población general y 19 con controles hospitalarios), que incluyeron a 52.925 casos y 99.018 controles . Para las mujeres que en ese momento tomaban anticonceptivos, el aumento en el riesgo relativo (RR) de cáncer de mama fue el siguiente: usuarias actuales, RR 24%; de uno a cuatro años después de suspenderlos, RR 16%; de cinco a nueve años después de la suspensión, RR 7%. No hubo exceso de riesgo significativo diez años después de haber suspendido los anticonceptivos.

Este otro estudio danés de 2017 publicado en *The New England Journal of Medicine* llega a la siguiente conclusión: las mujeres con uso actual o reciente de anticonceptivos orales presentan un 20% más de riesgo de cáncer de mama en general. El riesgo de cáncer de mama aumenta con la prolongación del uso de estos anticonceptivos orales. A nuestro juicio, este estudio es particularmente interesante porque considera las formulaciones recientes de la píldora anticonceptiva, y no versiones más antiguas y con dosis elevadas de hormonas sintéticas.

Por otro lado, el uso de anticonceptivos orales parece reducir el riesgo de cáncer de endometrio y, sobre todo, de ovario en casi el 30%, como reveló la profesora Laura Havrilesky, de la Universidad de Duke, en otro metaanálisis de 2013 sobre diecisiete estudios caso-control y siete estudios cohorte. ¿Significa esto que se igualan los riesgos relativos? Puede ser una forma de interpretarlo. Pero merece la pena señalar que el factor protector frente al cáncer de ovario se debe a una reducción de las ovulaciones y períodos menstruales generales que experimenta la mujer a lo largo de su vida. Esa misma reducción se puede lograr de forma natural mediante los procesos de embarazo, parto y lactancia; procesos, por cierto, que la píldora suprime. De hecho, el embarazo y la lactancia no sólo reducen el riesgo de cáncer de ovario y de endometrio, sino que también reducen el riesgo de cáncer de mama. Además, se sabe que el antecedente de lactancia materna aumenta las tasas de supervivencia en aquellas mujeres que desarrollan cáncer de mama.

Hoy casi todos aceptamos que evitar los anticonceptivos orales y experimentar los procesos fisiológicos normales de embarazo, parto y lactancia es una suerte de antídoto contra el riesgo de cáncer (de mama y de ovario). Otro aspecto conocido del control hormonal de la natalidad es que contribuye al aumento del riesgo de depresión. Décadas de informes sobre cambios de humor asociados a anticonceptivos hormonales impulsaron gran cantidad de estudios. Si bien, en general, no mostraban una asociación clara, una revisión crítica de toda esa literatura reveló que tales trabajos eran de baja calidad, porque se basaban en métodos dudosos, como el autoinforme o el uso de un número insuficiente de sujetos. Durante un tiempo se creyó en psiquiatría que no era posible establecer evidencias firmes de la relación entre control de natalidad y depresión. Pero en 2016 otro estudio publicado en *JAMA,* dirigido por la danesa Charlotte Wessel Skovlund, especialista en estadística, que cumplía escrupulosamente con los criterios de calidad, que incluyó más de un millón de mujeres danesas mayores de catorce años y que utilizaba datos concretos como códigos de diagnóstico y los registros de las prescripciones, puso de manifiesto por vez primera y con firmeza el mayor riesgo de depresión asociado a todos los tipos de anticonceptivos hormonales.

El riesgo fue mayor en las formas de anticoncepción con progesterona sola, incluida la que impregna el DIU. Que el DIU se asocie particularmente a depresión en todos los grupos de edad es un hallazgo relevante, porque tradicionalmente se ha considerado un método de acción local, sin efectos sobre el resto del organismo. Hoy se sabe que eso tampoco es así. Y un detalle sustancioso: el riesgo de depresión se descubrió más elevado en las adolescentes, complicando aún más una etapa de la vida que ya es complicada en sí misma.

Estos riesgos de afecciones graves y debilitantes, como el cáncer o la depresión, junto a afecciones como los fenómenos trombóticos y accidentes vasculares, se acompañan de otros efectos secundarios comunes: ya sean migrañas, aumento de peso, disminución de la libido, etcétera. Por todo ello, no es raro que muchas mujeres decidan abandonar estos métodos anticonceptivos después de unos años. Según el proyecto *Contraception CHOICE*, un estudio de cohorte de diez mil mujeres de catorce a cuarenta y cinco años, el 69% de las que habían elegido anticonceptivos orales en inyectables, en anillo vaginal o en parche cutáneo los abandonaron después de tres años. Incluso el DIU, que puede parecer comparativamente más cómodo, presentó tasas de abandono cercanas al 50% en cinco años, en gran parte debido a los típicos efectos secundarios, como sangrado, dolor y aun perforación uterina.

Estos datos evidencian la insatisfacción generalizada de las mujeres con los métodos anticonceptivos disponibles y contradicen la opinión, desgraciadamente extendida, de que la anticoncepción es una panacea para la salud reproductiva y la libertad de las mujeres. Pero si esto es así, ¿qué alternativas hay?

En el trabajo de 2012 acometido por la Universidad de California de San Francisco (UCSF), se averiguó que las tres características de los métodos anticonceptivos preferidas por las mujeres son la eficacia, la ausencia de efectos secundarios y la asequibilidad. El estudio concluye que tal combinación no existe. Sin embargo, se puede afirmar que de hecho sí existen en las formas naturales de control de la natalidad, en los llamados *Métodos de Conocimiento de la Fertilidad* (FAM) y en los de *Planificación Familiar*

Natural (NFP). Son métodos que están cobrando predicamento en Norteamérica; como no interfieren en el sistema reproductivo, carecen de efectos secundarios. También son asequibles, ya que no requieren prescripciones ni procedimientos médicos continuos, y efectivos para distanciar los embarazos, como confirman los escasos estudios revisados por pares que encontramos en la literatura científica. El primer estudio, publicado en 2008, versaba sobre un *método (Marquette)* que incorpora el uso de un monitor electrónico de fertilidad hormonal, que estima la fase fértil del ciclo, el cambio de moco cervical y la temperatura corporal, encontró tasas de efectividad superiores al 90%, pero se realizó con pocos sujetos. Otro estudio de 2019 sobre la efectividad de la aplicación de un *sistema* de rastreo de fertilidad toma la temperatura basal por la mañana con un sensor electrónico avanzado, después compara automáticamente en un *software* de predicción biomatemático –que almacena información de toda la investigación de planificación familiar disponible– y predice qué días se es fértil, teniendo en cuenta la fase del ciclo de la usuaria. Este trabajo detecta un índice de fallo con el uso correcto del 1% y un índice fallo en el uso típico de casi el 6%. Estos estudios sobre métodos naturales coinciden en que el uso correcto de tales métodos puede ser tan efectivo o más que los métodos convencionales de control de la natalidad.

LA FERTILIDAD COMO PATOLOGÍA

A PESAR DE LA RETÓRICA SOBRE LA LIBERTAD, parece haber una cierta reserva entre los médicos a abandonarlo todo a los modernos métodos naturales en la planificación del embarazo. Se percibe mayor seguridad alterando farmacológicamente el sistema reproductivo que confiando en la lectura que una mujer puede hacer de los signos de su propia fertilidad, de manera que, familiarizada con el conocimiento de esos signos, pueda tomar sus propias decisiones a la hora de intentar evitar –o buscar– un embarazo.

Estos métodos basados en el conocimiento de la fertilidad exigen a la usuaria cierto grado de conciencia de los procesos corporales. En efecto, no son formas pasivas de control de la natalidad, como tomar una pastilla una vez al día o insertarse una pieza de metal en el útero. Un detalle nada menor es que cuanto más consciente es una mujer de su ciclo menstrual, antes puede percibir cualquier trastorno que requiera atención médica. Es lógico pensar que las mujeres que son conscientes de sí mismas como seres potencialmente fértiles se hallen en mejores condiciones a la hora de tomar decisiones saludables e informadas acerca de cuándo y con quién tener relaciones sexuales.

El uso de métodos pasivos de control de la natalidad puede alterar el sentido mismo de la capacidad fértil y favorecer así, poco a poco, una conciencia de supuesta esterilidad. Esto, a su vez, conlleva con frecuencia comportamientos sexuales de mayor riesgo y mayores tasas de errores anticonceptivos. El efecto psicológico del uso de métodos anticonceptivos puede rebajar la conciencia de su necesidad. Por su parte, el olvido de la capacidad que una mujer tiene para quedar embarazada también explica las altas tasas publicadas de embarazos no deseados en nuestro entorno.

La diferencia fundamental entre los métodos sintéticos de control de la natalidad y los métodos naturales, basados en el conocimiento de la fertilidad, es la siguiente: el fin del primero es prevenir el embarazo con el bloqueo farmacológico de la secreción en el hipotálamo de la hormona GnRH que libera gonadotrofinas (FSH y LH) en la hipófisis a mitad del ciclo para estimular la ovulación, proceso fisiológico para el cual el organismo ha sido naturalmente diseñado. El otro método puede aplicarse tanto para evitar el embarazo como para buscarlo, a través de la comprensión y adaptación a la dinámica de este proceso fisiológico, lo que supone una contribución a la homeostasis del cuerpo. De manera que se puede obrar modificando externamente los procesos biológicos de la reproducción o, alternativamente, la propia mujer puede *empoderarse* con un mayor conocimiento de sí misma y de su propia biología.

Por todo lo expuesto, nos atrevemos a afirmar que el paradigma médico contemporáneo, que sigue viendo en la píldora anticonceptiva una panacea para la salud de la mujer, es en realidad un paradigma que patologiza la fertilidad y, en consecuencia, asume el riesgo de vulnerar el equilibrio psíquico y somático de la mujer que se somete a esos procedimientos. Considerar la capacidad natural o el potencial de embarazo como una condición adversa –a la que hay que suponerle la indicación médica de un tratamiento anticonceptivo– implica alterar su completa realidad psico-orgánica, un hecho que se desmarca de la más elemental definición de una vida saludable. Y, como ya se ha dicho, contemplar la salud de la mujer según una planificación natural exige una formación de esta –y también de los médicos, especialmente en el ámbito de la atención primaria– en la fertilidad y en los procedimientos naturales que, lejos de alterar aparatos y sistemas biológicos, actúan en armonía con el organismo. En contraste con el paradigma de la patología, esta visión nos brinda un enfoque más positivo y edificante de la fertilidad, un enfoque que no considera las capacidades biológicas de esta como una amenaza a su libertad o a su felicidad, sino que, por el contrario, rescata un propósito natural y significativo, digno de respeto y de una mayor comprensión.

El parto como patología

ESTO NOS LLEVA A OTRO ÁMBITO POCO CONOCIDO de la corporalidad femenina que también puede resultar patologizado por la ambigüedad en la indicación de cierta práctica médica, como es el parto por cesárea. Entre los procedimientos quirúrgicos mayores, la cesárea es el más frecuente de los practicados en EE. UU. y de los primeros en el resto de los países occidentales. No pertenece a los objetivos de esta obra criticar las indicaciones absolutas de cesárea, que son indiscutibles en medicina: placenta previa, posición anómala, prolapso de cordón, desprendimiento de placenta, eclampsia, tumor obstructivo de cuello, macrosomía, sufrimiento fetal o rotura uterina.

Según la OMS, una tasa óptima de cesáreas debe rondar el 10% de todos los nacimientos. La tasa en EE. UU. supera en tres veces este porcentaje: en 2017 más de un tercio de todos los recién nacidos norteamericanos lo hicieron por cesárea. En España, entre 2010 y 2018 el número de partos anuales ha seguido una tendencia descendente, con un máximo en 2010 de 466.000 y un mínimo en 2018 de 372.000; sin embargo, el porcentaje de cesáreas de nuestro país, ofrecido por el instituto Carlos III, se ha mantenido constante, en torno al 27%.

En un informe especial de *US News and World Report* de 2019 que se hizo eco de tasas cercanas al 40% de cesáreas en partos de bajo riesgo en algunos hospitales del estado de Luisiana, se afirma que, desde principios de la década de 1970, la probabilidad de que una mujer embarazada se someta a una cesárea se ha disparado en un 500%. Algunos aspectos destacados del informe señalan que,

> aunque las cesáreas están diseñadas para rescatar a bebés en peligro, las tasas de supervivencia y las lesiones cerebrales entre los recién nacidos cerca de la fecha prevista del parto no han variado. Las madres tampoco se han beneficiado, sino que de hecho ha ocurrido lo contrario. Los recién nacidos tienen un 50% más de probabilidades de morir en el período que rodea al parto que sus propias madres. Para las madres, las complicaciones del parto, como hemorragia, *shock* séptico o fallo de órganos tienen tres veces más probabilidades de ocurrir con una cesárea si se compara con el parto vaginal, riesgos que aumentan con cada posterior cesárea a la que se someta.

Un metaanálisis de ochenta estudios de 2018 arrojó los siguientes resultados a largo plazo asociados con el parto por cesárea:

El embarazo de mujeres con partos por cesárea, comparado con el de aquellas con antecedentes de parto vaginal, presenta un mayor riesgo de placenta previa, placenta *accreta* y desprendimiento de placenta. También, durante el embarazo, aumentan las probabilidades de aborto espontáneo y muerte fetal. En cuanto a la mortalidad del recién nacido no se encuentra diferencia. Los recién nacidos por cesárea son más propensos al asma en la primera década de sus vidas y a la obesidad en el primer lustro.

Un parto por cesárea también puede comprometer el vínculo afectivo entre madre y bebé, provocar una lactancia dificultosa o desencadenar una depresión posparto. La clave para reducir la tasa general de cesáreas parece estribar en la reducción del número de primeras cesáreas porque, una vez que una mujer da a luz a su primer hijo por esta vía, suele ser difícil que los siguientes partos se lleven a cabo por vía vaginal. En el trabajo de Osterman, redactado entre 2016 y 2018 y publicado en 2020, sólo el 12% de las mujeres que habían dado a luz por cesárea previa lo hicieron por vía vaginal en los partos siguientes. En el 88% de los casos, una primera cesárea se siguió de cesáreas en partos posteriores. Esa primera cesárea parece desencadenar un efecto cascada.

Entre los factores que provocan esa cascada de intervenciones se encuentran los pasos, a menudo invasivos, que el médico decreta para iniciar el trabajo de parto.

Estos conducen con frecuencia a intervenciones poste-riores que suelen culminar en cesárea. Tan pronto como se utilizan inducciones farmacológicas, las posibilidades de cesárea se disparan al 50%. La oxitocina suele ser la primera intervención; en su forma sintética se indica para impulsar el trabajo de parto que no ha comenzado o para acelerar el parto que no avanza a suficiente velocidad. Ahora bien, las contracciones inducidas por la oxitocina sintética tienden a ser más intensas y prolongadas que las naturales, lo que aumenta el riesgo de sufrimiento fetal y de cesárea de emergencia. En caso de romper aguas, tan pronto como esto ocurre, el reloj comienza a correr para el riesgo de infección del feto si no nace en las siguientes 24 horas. La inducción pone en marcha ese reloj y obliga a seguir una línea de tiempo artificial para progresar en el trabajo de parto.

Carla Keirns, una internista y especialista en bioé-tica del hospital de la universidad de Kansas, se atrevió a escribir su propia experiencia del parto en la revista *Health Affairs* cuando tenía cuarenta años. Declaró que sus médicos parecían más preocupados por mirar el re-loj que por ella misma como paciente, presionándola para que aceptara una cesárea si el trabajo de parto no progresaba en el tiempo oportuno. «La falta de progre-so —declara esta médica— es la razón más común de una primera cesárea en los EE. UU.». A partir de esto es frecuente el comienzo del ciclo de cesáreas posteriores. Pero, como señala la Dra. Keirns, «los juicios sobre lo que constituye un trabajo de parto lento o estancado son con frecuencia subjetivos. Además, los criterios para evaluar el progreso del trabajo de parto están lamentablemente anticuados, derivados de observaciones hechas en la década de 1950».

Un estudio retrospectivo multicéntrico que, publicado en 2010, analizó registros médicos electrónicos de 19 hospitales de EE. UU. encontró que la tasa de dilatación cervical en 62.415 parturientas con partos vaginales sin complicaciones fue un 50% más lenta que la observada en estudios de la década de 1950. Este estudio se centró en partos vaginales sin riesgo ni incidencias. El estudio concluye que permitir que el trabajo de parto continúe durante un período más prolongado antes de que se alcancen seis centímetros de dilatación cervical puede reducir la tasa de cesárea.

También hay otros factores no médicos en juego —cuyo papel es en España más testimonial— que podrían explicar la indicación «precoz» de cesárea: la comodidad, el lucro, la programación de cirugía a conveniencia o el control del momento y duración del parto. Aunque hoy se sabe que el parto natural es más lento que en épocas pasadas por producirse en mujeres de edades medias más avanzadas y con mayor prevalencia de obesidad y diabetes, las altas tasas de cesáreas revelan una cultura médica que, a nuestro juicio, patologiza o medicaliza un fenómeno natural. Una cultura médica coquetea con el riesgo de centrarse en intereses distintos a los de la embarazada, quien delega en el médico la decisión de cuándo y cómo debe transcurrir el parto.

En lugar de comprender mejor la biología y acompañar simultánea y armónicamente los procesos naturales, hay un patrón familiar, una tendencia a depender del control de la medicina más que del propio cuerpo, y a gestionar e interrumpir tecnológicamente tales procesos. Con los riesgos adversos para las mujeres, la cesárea sin una indicación absoluta no cumple con el estándar de «restaurar la integridad» que define la salud. No obstante, el Colegio Estadounidense de Obstetras y Ginecólogos publicó en 2016 las recomendaciones de prácticas médicas para reducir la tasa de cesáreas. Estas pautas redefinen el umbral del trabajo de parto activo de cuatro centímetros de dilatación cervical a seis centímetros y subrayan que un trabajo de parto latente prolongado no tiene que ser necesariamente considerado como parto «que no progresa». Otra opinión de un grupo de expertos publicada en 2017 impele a los profesionales de atención obstétrica a familiarizarse y a «considerar el uso de enfoques de baja intervención, cuando corresponda, para el manejo intraparto de embarazos de bajo riesgo en el trabajo de parto espontáneo». De estas recomendaciones revisadas se sigue que el médico debe, primero, ofrecer a la embarazada más tiempo y menos intervenciones y, segundo, dejar que cada una invierta en su parto las horas que necesite su cuerpo para prepararse.

La simple idea de que la capacidad procreadora de la mujer es buena no se da por sentada en el paradigma dominante de la salud reproductiva. Sus defensores, para quienes la «salud» no se conforma a una visión de totalidad, sino de resistencia y control, conciben estos procesos naturales como «problemas» que deben ser resueltos. Todo lo que se refiere a lo femenino en la mujer es algo de lo que esta puede y debe liberarse.

Sin embargo, la vocación médica, más que ver como amenaza el cuerpo de la mujer, ha de celebrar su poder generativo como regalo de la naturaleza. Mantener esta vocación al margen de paradigmas ideológicos puede revelarse también como una buena manera de proteger el cuerpo humano y el orden interior de la mujer. Los médicos nos construimos a instancias de una vocación; perderla nos degrada a meros técnicos.

Los enfoques en los que el cuerpo humano es reconocido y respetado ofrecen a la medicina la posibilidad de seguir apostando por la herramienta científica sin renunciar a la libre búsqueda de la verdad, que es, al fin y al cabo, nuestra peculiar manera de honrar la alegoría inscrita en las medallas de nuestras Academias de Medicina: la matrona como símbolo de la medicina junto a la leyenda *Ars Cum Natura Ad Salutem Conspirans* (el arte colaborando con la naturaleza en favor de la salud).

EL PROBLEMA DE LA MEDICALIZACIÓN

POCAS PERSONAS ATENTAS A LOS TIEMPOS DUDARÍAN de que hoy vivimos en una sociedad medicalizada. Ciertas conductas, temperamentos, experiencias corporales, rasgos de la vida personal (nunca antes considerados patológicos) y adicciones se definen y se tratan en la actualidad como un problema médico más. Por ejemplo, es normal que a las personas descontentas con su timidez se les diagnostique un trastorno de ansiedad social. A las mujeres que no están suficientemente interesadas en el sexo se les puede diagnosticar un trastorno de interés/excitación sexual femenino. A los niños que no prestan la atención adecuada a sus estudios se les puede diagnosticar un trastorno por déficit de atención con hiperactividad. Incluso a las personas sin hogar se les asigna un código de diagnóstico.

El número de estos trastornos crece cada año. La mayor parte de ellos no deja de representar la lucha cotidiana y dolorosa de la vida corriente, sencillamente variaciones normales de la diversidad humana: conflictos de roles sociales, experiencias emocionales desagradables, cambios corporales fisiológicos. El concepto de medicalización recoge un extenso elenco de estas experiencias vitales. Así las cosas, no se habla de medicalización para referirse a una enfermedad cancerosa o cardiovascular. Del mismo modo que se pueden despenalizar ciertos actos, un espíritu crítico que analiza lo que hace e intenta mejorarlo debería llevar a *desmedicalizar* esos aspectos de la experiencia humana y, de esa manera, elevar el umbral de diagnóstico y reducir o ajustar la esfera de lo clínicamente relevante. Pero todo apunta a que la visión que poseemos de nosotros mismos, de quiénes somos y de lo que podemos llegar a ser, se estrecha poco a poco y se vuelve más impotente.

El concepto «medicalización» se difundió a principios de la década de 1970, cuando su enfoque transcendió los márgenes de la psiquiatría e interesó a toda la medicina. Desde entonces, diversas ramas de las ciencias sociales, desde la sociología y la antropología hasta la medicina y la bioética, documentan una constante incorporación de experiencias humanas a la categoría de los trastornos, enfermedades y deficiencias susceptibles de intervención médica. Redefiniciones de conductas socialmente problemáticas, como el bajo rendimiento escolar en el caso del trastorno por déficit de atención;

el uso de tratamientos médicos para procesos corporales normales y acontecimientos propios del curso de la vida, como los problemas eréctiles en los varones o diversas características del envejecimiento; nuevos diagnósticos médicos sobre ancestrales emociones como la ira (trastorno explosivo intermitente) o como el perfeccionismo (trastorno de personalidad obsesivo-compulsivo); y, en la actualidad, el creciente uso de tecnologías médicas para alterar algunos aspectos físicos que, siendo fisiológicos, son percibidos como incomodidad, problema o desventaja, como el blanqueo perianal, la administración de la hormona de crecimiento por baja estatura, el bloqueo hormonal de la pubertad en niños que confirman socialmente un género diferente de su sexo biológico, la cirugía para bloquear el sonrojo al sentir vergüenza, etcétera. Todo puede patologizarse y medicalizarse.

Aunque diversas categorías de diagnóstico son eliminadas periódicamente del *Manual diagnóstico y estadístico de los trastornos mentales* (DSM), la principal guía que utilizan los médicos de todo el mundo, la mayor parte desaparecen sólo porque sus síntomas se dividen y se vuelven a incluir en otras variedades. Los autores de la quinta y última edición de este manual han intentado evitar esta deriva incluyendo categorías nuevas como «trastorno disruptivo de desregulación del estado de ánimo» —esto es, la típica rabieta del niño mayor— para no diagnosticar a los niños como bipolares. Otro ejemplo es el «trastorno de personalidad masoquista», concepto que surge del psicoanálisis freudiano para describir a las personas que buscan relaciones abusivas o de castigo físico. Después de haberse utilizado durante décadas, la tercera edición del DSM lo incluyó como «trastorno de personalidad contraproducente». Pero, tras una fuerte campaña de impugnación en EE. UU. durante los ochenta porque, en realidad, culpaba a la víctima, se logró retirar como categoría diagnóstica en la cuarta edición. La desmedicalización requiere un rechazo total de determinadas categorías diagnósticas, lo cual exige a su vez el concurso de una fuerte presión desde fuera de la propia medicina.

La medicalización no sólo se refiere a una cantidad creciente de patologías, síndromes o trastornos, sino también a su difusión en un ámbito cada vez más amplio de situaciones y experiencias humanas. Es posible que una pequeña proporción de niños con diagnóstico de trastorno por déficit de atención puedan padecer alguna alteración neurológica, pero el diagnóstico de TDAH incluye una mayoría de niños sin base patológica evidente. El problema puede estar en el ajuste de los criterios de diagnóstico utilizados. Los especialistas saben que los umbrales para ciertos diagnósticos son demasiado bajos y que eso conlleva la proclamación de falsas epidemias. El proceso de desmedicalización requiere elevar los umbrales de los diagnósticos –de modo que incluyan sólo casos con criterios claros y verdaderamente debilitantes– para reducir el número de personas sujetas a tratamientos médicos. Pero este proceso tampoco ocurre. Por el contrario, el DSM-V ha rebajado los umbrales para el trastorno por déficit de atención y con ello ha multiplicado la falsa epidemia. En la actualidad, en EE. UU. se disparan los casos aun entre adultos.

Como una variedad cada vez más amplia de fenómenos psicológicos cae dentro de la red de la psiquiatría, algunos casos que antes no habrían cumplido los criterios del diagnóstico ahora sí lo hacen. La misma expansión puede observarse en otras áreas de la medicina. No pensemos, sin embargo, que este fenómeno lo ha alentado la propia medicina. Hay en juego fuerzas culturales e institucionales mayores, como la creciente preocupación social por la salud y el bienestar. Es indiscutible que la crisis de la medicalización tiene profundas raíces civilizatorias. Además de los factores culturales, se han identificado intereses materiales y simbólicos que median en la medicalización de los problemas personales. En los estudios sobre *trastornos del juego* o incluso en las redefiniciones de la hipertensión arterial pueden identificarse diversos actores y agencias que interfieren y los impulsan. Es evidente que no existe un motor único de medicalización. Tampoco hay ninguna razón necesaria, ni desde el punto de vista científico ni desde el humanitario, que justifique la invasión médica de la vida privada o su omnipresencia sobre cualquier desorden.

La evidencia acumulada durante décadas muestra cómo muchos de los significados de diversos conceptos médicos o psicológicos referidos a aspectos negativos de la experiencia humana –como el abuso, el trauma, la adicción...– se han ampliado. Así, por ejemplo, la palabra «trauma» designa hoy desde experiencias potencialmente mortales hasta acontecimientos adversos cada vez más banales. En el ámbito de los servicios sociales prevalece el discurso de la víctima sobre cualquier otro. Las formas de describir la vulnerabilidad se multiplican y a categorías antiguas, como la violación o la paliza, se suman otras nuevas, tales como la codependencia, el abuso emocional o diversas formas de conductas adictivas. Se acuñan términos para nombrar nuevos tipos de opresión que suelen fundamentar identidades ideológicas: gordofobia, transfobia... Pero, por vulnerables que seamos los seres humanos, en la tendencia a ampliar la diversidad de categorías de víctimas se puede adivinar una sutil invitación a la enfermedad, con todo un guion elaborado sobre la forma en que se debe sentir, experimentar o expresar. El resultado es la identificación de un mayor número de personas que a priori necesitan cuidados, la ampliación de grupos identitarios que quepan bajo el paraguas de la diversidad, la inclusión para ampliar las diferentes formas de protección ya sea mediante psicoterapia, grupos de meditación, a través de la medicación, con entrenamiento en inteligencia emocional, etcétera. En cambio, es llamativo que en ninguno de estos ámbitos se perciba una mínima simpatía por los aspectos positivos de la experiencia humana, empezando por definiciones más rigurosas del concepto de daño o mediante la adopción y el cultivo de la ayuda mutua o de la libertad en la interdependencia.

Existen preocupaciones éticas profundas por el carácter incapacitante y los efectos secundarios derivados de esta tendencia. La medicalización puede arrancar los problemas personales de su contexto social y fijar su solución en un tratamiento. Si se medicaliza la búsqueda destructiva del juego, todos los factores sociales y culturales –que habitualmente explican tanto su surgimiento como sus posibilidades de mejora– quedan reemplazados por el lenguaje de una enfermedad crónica y recurrente. La medicalización también estrecha los límites de las naturales variaciones humanas. Cuando se medicaliza la escasez de deseo sexual, previamente se ha establecido un nivel mínimo de deseo «natural» cuya desviación se considera trastorno y, de esa manera, aquello que en realidad no es más que una valoración cultural acaba bajo el dominio de lo «patológico». Esta forma de reforzar los estereotipos sociales puede deslegitimar la diversidad de las formas de vida humana. Pero lo más insidioso de la medicalización quizá sea que puede condicionar la manera en que las personas se relacionan consigo mismas y con los demás, o la interpretación de su propia experiencia cotidiana. La constante medicalización de un dolor físico, por leve que sea, reduce la capacidad de tolerar el mínimo malestar. En ciertas personas surge un sentimiento de pertenencia a algunas de estas clasificaciones médicas, algo que no sólo influirá en el tipo de tratamiento que recibe, sino también en la capacidad de distorsionar el propio sentido e imagen que tienen de sí mismas.

Es patente la pérdida de confianza que padecemos en nosotros mismos y en lo que podríamos llegar a ser, lo que se traduce en una profunda crisis antropológica. La orientación materialista de la ciencia moderna sostiene que las cualidades distintivas del ser humano se reducen a manifestaciones superficiales de mecanismos y procesos biológicos más profundos. Lo que somos como humanos (cuerpo y alma) no es más que pura animalidad, como describe Hannah Arendt en *La condición humana*: «Se reduce al hombre, en todas sus actividades, al nivel de un animal de conducta condicionada». Es la hipótesis que propuso el nobel Francis Crick: «Tú, tus alegrías y tus penas, tus recuerdos y tus ambiciones, tu propio sentido de la identidad personal y tu libre albedrío, no son más que el comportamiento de un vasto conjunto de células nerviosas y de moléculas asociadas», idea que coincide con la *Alicia* de Lewis Carroll: «No eres más que un montón de neuronas». Hoy en día el enunciado «la mente es lo que hace el cerebro» es un axioma de lo más convencional en neurociencia. En este campo, y en otras disciplinas que buscan la comprensión de los estados mentales, la experiencia en primera persona y el propio sentido de uno mismo apenas cuentan para explicar la experiencia consciente. En esos enfoques no hay lugar para el significado; el libre albedrío es una ilusión. Una orientación mecanicista similar se da en otras ciencias cognitivas que reemplazan a las personas por categorías numéricas, promedios estadísticos, relaciones de causalidad, etc. Y arrebatan, así, cualquier significado que pueda motivar la vida humana.

Aunque no toda la población general comparta la doctrina según la cual los procesos psicológicos de orden superior, como el pensamiento o las emociones, se explican mediante procesos biológicos, y admitan en consecuencia cierto grado de libertad, la visión biológica del malestar psíquico está cada vez más extendida, como también ocurre con la falsa idea de que un diagnóstico médico «prueba» que un sufrimiento es real e independiente de la experiencia.

Ahora bien, como la antropología materialista no puede dar cuenta del mundo tal y como subjetivamente lo viven el varón o la mujer, estrecha la experiencia humana. La salud, medida según los criterios de esta moda, es el único bien irreductible. El objetivo de la terapéutica consiste en reducir la adversidad, restaurar el funcionamiento y promover el cumplimiento. Como de nosotros mismos poco podemos esperar, cualquier crisis de conciencia que dé forma a nuestra autocomprensión se considera un trastorno. En su novela *La condición humana*, Malraux escribe que «el verdadero combate empieza cuando uno debe luchar contra una parte de sí mismo. Pero uno sólo se convierte en un hombre cuando supera esos combates». Por el alivio que procura la medicalización se paga un alto precio, el de una dependencia implacable y una visión reducida de nosotros mismos; la creación de significado relevante para la buena vida, el autogobierno y la salud desaparece porque sencillamente no se puede abordar.

Se pierde la noción de que las dificultades vitales o la desesperación pueden estar vinculadas a la autocomprensión. Mantener medicalizada la angustia –mediante ansiolíticos, betabloqueantes o antidepresivos...– puede atrapar a la persona en una imagen debilitada de sí misma y separarla de las demás, con sus circunstancias concretas y con su sentido profundo. Proceder a la desmedicalización pasa por recuperar el mundo de la experiencia y del lenguaje cotidianos, más allá de los límites impuestos por las definiciones académicas, las mediciones y las intervenciones psicológicas o farmacológicas. Estos límites tienen su lugar, sin duda, pero no es posible vislumbrarlos si no se reordenan los problemas en su contexto ni se articula una visión y experiencia del mundo en cuanto participantes activos que somos. No podemos reducirnos a observadores vulnerables; somos agentes cuyas intuiciones, sueños y esperanzas, bien verbalizados, pueden imprimir un poco de orden en el caos del mundo. Necesitamos una terapéutica que contribuya a habilitar en la conciencia fórmulas que nos permitan interpretar el mundo y encajar en él.

Cada vez más pensadores cuestionan ese modelo científico en el que la experiencia consciente se reduce a meros estados cerebrales observables, y disciernen posibilidades en primera persona. Determinados avances en biología exigen una nueva concepción de nuestra naturaleza social y de la complejidad de nuestra experiencia. La resistencia a la medicalización arrastra una larga pero fracasada historia. Si queremos lograr avances reales frente a esta forma latente de totalitarismo, necesitamos recuperar una imagen clara de nosotros, rescatar el lenguaje cotidiano y cultivar una comprensión de lo humano que respete sus cualidades intrínsecas y dé curso a la experiencia personal tal y como es, a veces de amor, otras de humillación, de soledad, también de gratitud, etcétera. Somos vulnerables, sí, y, al mismo tiempo, agentes cuyas oraciones y esperanzas dejan su impronta en la realidad. De ahí la necesidad de cuestionar los modelos que reducen nuestra subjetividad a estados cerebrales y desafiar la perspectiva de la tercera persona del lenguaje medicalizado (que entiende el sufrimiento desde el punto de vista de otro al que se le supone mayor saber) para habilitar las posibilidades lingüísticas de la primera persona del singular, la única que puede purgar nuestras ficciones vitales e intuir –primero– y formular –después– metáforas sobre quiénes somos en realidad.

Medicina de género

En la hoy llamada *DISFORIA DE GÉNERO* el niño percibe una identidad de género discordante con su sexo. Se estima que la experimenta el 4%. Suelen padecer depresión, ansiedad, abuso de sustancias, trastornos alimentarios e ideación e intento de suicidio. A pesar de la necesidad de conocimiento objetivo para ofrecer desde la medicina alivio real y duradero, la literatura científica impulsora de esta medicina ha demostrado demasiados sesgos, errores y limitaciones en su lectura crítica. Lo primero es reconocer las diferencias sexuales, destinadas a la concepción, que son inducidas por dos tipos de gónadas: testículos y ovarios que aportan información genética distinta y complementaria. La información del espermatozoide, generado en los testículos, se une a la del óvulo que liberan los ovarios para formar un individuo original. Otra diferencia radica en la mayor masa magra del macho (orientada a proteger) y de tejido adiposo en la hembra (para la nutrición). Aunque la ambigüedad sexual es poco común, es posible determinar la identidad mediante pruebas genéticas, radiológicas y hormonales, así como la identificación de factores ambientales que influyen en el desarrollo prenatal. Por otro lado, muchos trastornos de fertilidad asociados pueden tratarse y revertirse con un diagnóstico y un tratamiento oportunos. No obstante, la mayoría de las personas que acuden a clínicas de disforia poseen órganos sexuales bien formados antes de someterse al bloqueo hormonal y a la cirugía con la que desean alinear la apariencia corporal con la identidad percibida.

La identidad de género discordante con el sexo se consideraba antes un trastorno de percepción, bajo la premisa de que el cuerpo es anatómica y funcionalmente normal (DSM-IV, 1994). Se sabía que los niños que experimentan disforia de género tienden a realinearse espontáneamente a partir del desarrollo puberal, por lo que se recomendaba un enfoque expectante. La psicoterapia se orientaba a problemas profundos a fin de contribuir a la armonización. Pero empezó a observarse que algunos persistían en su identidad y, dada la ausencia de pruebas biológicas con que diferenciar los que persistían de los que desistían, se optó por proteger los deseos del afectado. El tratamiento expectante se ha declarado obsoleto; existe hoy un empeño legal y educativo de fomentar la afirmación social de la disforia mediante la promoción de prácticas como el cambio de nombre, de forma de vestir o de acceso a instalaciones (clásicamente segregadas por sexo) de acuerdo con la identidad de género. Se ha visto que esta afirmación social aumenta la probabilidad de que persista la disforia después de la pubertad, en contraste con la observación histórica de desistimiento. En EE. UU. diversas sociedades profesionales –Academia de Pediatría, Asociación Médica, Asociación de Psicólogos– respaldan tanto la afirmación social acrítica como el esfuerzo médico destinado a alterar la apariencia física y ajustarla a la autopercepción; modelo que parte de la premisa de que la persona con disforia tiene una «mente normal en un cuerpo equivocado» y que, en consecuencia, convierte la psicoterapia en un obstáculo al bloqueo hormonal de la pubertad.

Lo cierto es que las pruebas científicas a favor de esta hipótesis de construcción ideológica no se verifican. Las debilidades inherentes al diseño e interpretación de esos estudios cuestionan la llamada «medicina de género» como paladín del modelo de afirmación. Varios países europeos –Suecia, Finlandia o Reino Unido– reconocen la falta de evidencia científica del enfoque afirmativo, lo que pone en duda su capacidad para prevenir el suicidio a largo plazo. Mientras estos países abogan por enfoques cautelosos y ofrecen la psicoterapia, EE. UU. se encomienda a la autoridad de las sociedades médicas, indiferentes a las objeciones que plantean las revisiones sistemáticas europeas. La política estadounidense es especialmente grave si consideramos que la mayoría de los pronunciamientos de la supuesta autoridad proceden de grupos, dentro de esas organizaciones, con conflictos de intereses. La comunidad científica permanece neutral ante la necesidad de aclarar la etiología del problema; la batalla se libra en tribunales, cámaras legislativas y redes sociales. Pese al cuestionable uso que la agenda ideológica hace de los principios científicos en la teoría de género, es esencial respetar la dignidad de la persona que sufre esta experiencia, que anhela amor y comprensión. Si bien la sexualidad humana es iluminada por el amor, las teorías que someten la corporalidad a decisiones arbitrarias y emocionales soslayan la necesidad profunda de complementariedad. Al margen de la verdad, ofrecen la libertad de manipular el cuerpo a placer. Pero por líquida y fluida que resulte esta versión posmoderna de autonomía, cualquier solución al problema de la disforia palidece si no cuenta con toda la realidad antropológica.

El protocolo holandés

AUNQUE LA ERA MODERNA DE LA MEDICINA DE género comenzó en la década de 1950, en el siglo XXI su desarrollo se ha acelerado, especialmente para niños y adolescentes que experimentan disforia de género, aquellos que tienen el sentimiento de pertenecer a un género que no se corresponde con su sexo biológico. Durante el siglo XX y principios del XXI, un reducido número de hombres, en su mayoría adultos, con problemas de identidad de género fueron tratados de por vida con estrógenos y cirugía para obtener apariencia femenina y vivir como mujeres. Diversas investigaciones comenzaron a sugerir que la transición médica –principalmente hormonal– podía también realizarse con éxito en menores de edad. En un artículo publicado en octubre de 2011, Peggy Cohen-Kettenis (quien desarrolló en la década de 1990 el conocido como «protocolo holandés», primera recomendación del uso de bloqueadores de pubertad para tratar la disforia de género en menores) abundaba en esta idea: si los jóvenes con disforia de género detienen su pubertad natural mediante hormonas sintéticas y, más tarde, reciben hormonas del sexo opuesto, pueden comenzar a vivir sus vidas transgénero más pronto y de manera más creíble. Afirma abiertamente: «La supresión de la pubertad en adolescentes jóvenes con disforia de género parece ser beneficiosa y capaz de prevenir los efectos nocivos de crecer con un cuerpo que es incongruente con la propia identidad de género».

El controvertido «protocolo holandés» tomaba a un pequeño número de jóvenes (casi todos hombres) que, desde sus primeros años, insistían en que eran niñas que, salvo por su malestar de género, estaban mentalmente sanos. Los médicos holandeses informaron de que, tras una intervención temprana, los jóvenes prosperaban como miembros del sexo opuesto y el protocolo fue rápidamente adoptado a escala mundial como *gold standard* del tratamiento en esta área de la pediatría. A partir de entonces, prosperó un movimiento activista que concebía la transición de género no sólo como un procedimiento médico, sino como derecho humano. En principio esta terapia se destinaría a jóvenes biológicamente sanos con sentimientos encontrados sobre su género.

Con la aplicación del protocolo en otros países, el número de niños con disforia de género comenzó a dispararse, aunque lo hizo sobre todo en niñas adolescentes, y muchas con graves trastornos psiquiátricos: desestructuración familiar, dificultades de desarrollo, falta de escolarización, trastornos ansioso-depresivos, trastornos alimentarios, episodios psicóticos, autismo... Las organizaciones *LGBT* sostenían ante las madres que el origen de estos problemas era la identidad de género. Las tesis de los activistas, entre los que se encontraban médicos, apenas eran cuestionadas; por el contrario, se difundían ideas como que no solamente los sentimientos de angustia de género desaparecían con la transición farmacológica, sino todo problema de salud mental (aunque en realidad no existe mecanismo conocido ni sospechado que vincule las altas dosis de hormonas indicadas con el alivio o resolución de cuadros como el autismo u otras condiciones mentales subyacentes). Europa lidiaba con un número cada vez mayor de casos de niñas con diversidad de problemas psiquiátricos de base. Se había generado gran presión para presentarlo como un verdadero milagro terapéutico. Pero los profesionales, que podían observar cuanto seguía a los tratamientos hormonales, comenzaron a desconfiar de la taumaturgia: el milagro no tenía lugar y la vida de los jóvenes tratados se deterioraba. Así nació el gusano de la duda.

La adolescencia es un período complejo en lo que concierne a la consolidación de la personalidad. Más que un punto de partida, el logro de la identidad resulta de un proceso largo e inestable. La transición de género puede alterar esta etapa del desarrollo psicosomático. Riittukerttu Kaltiala, jefa del departamento de psiquiatría adolescente del hospital Tampere de Finlandia, se atrevió a revisar metódicamente los registros de los niños tratados en la clínica durante los primeros dos años, lo que le permitió comprobar las perturbaciones, desviaciones y diferencias con los pacientes descritos en el protocolo holandés. Más de la cuarta parte de sus pacientes se incluían en lo que se llama espectro autista. Sus resultados vieron la luz en 2015 y fue la primera publicación científica especializada en género que impugnó aquel protocolo.

No obstante, la expansión de estos tratamientos continuó paradójicamente creciendo. En EE. UU., la primera clínica pediátrica de género se abrió en Boston en 2007. En 2022 ya había más de cien. A medida que se desarrollaban los protocolos estadounidenses, se imponían menos limitaciones a la transición. Se apadrinó un nuevo estándar de «atención a la afirmación de género» que recomienda a los médicos aceptar la afirmación de la identidad *trans* de un niño sin cuestionar la transición.

R. Kaltiala observó, primero, que las adolescentes intercambiaban información a través de redes sociales sobre los prototipos de historias de la infancia con los que se puede convencer a los médicos y descubrió, segundo, que la disforia de género está vinculada al contagio social. Presenció también el desproporcionado poder de los activistas de género y las campañas de difamación contra investigadores, médicos, académicos y escritores que denunciaban los efectos de la transición médica en los jóvenes.

Ante la creciente preocupación por los daños de la transición, en 2016 los servicios pediátricos de género de Finlandia modificaron sus protocolos; comenzaron a someter a sus pacientes a una valoración psiquiátrica antes de continuar con el proceso de identidad de género. A pesar de la presión ejercida por la prensa de ese país, los médicos sabían que todo tratamiento debe basarse en la evidencia científica y que la medicina debe corregirse a sí misma constantemente mediante una investigación rigurosa, información a la comunidad médica y, en estos casos, transparencia con el resto de la sociedad.

El sistema nacional de salud de Finlandia autorizó la investigación de estas prácticas médicas. En 2018 R. Kaltiala lideró una revisión sistemática de la literatura médica existente sobre transición juvenil. Comenzaron a regresar pacientes que, arrepentidos de su transición, solicitaban volver a su sexo biológico. Como los autores del protocolo holandés habían afirmado antes que los índices de arrepentimiento eran mínimos, los cimientos de este protocolo se tambalearon. Se demostró que sus datos adolecían de graves errores (entre otros, su seguimiento no incluía pacientes arrepentidos, ni el caso de un fallecido por complicaciones de la cirugía de transición). Se sabe que el arrepentimiento está más extendido de lo admitido inicialmente. Hay trabajos que demuestran que al menos el 30% de los jóvenes que inician la transición farmacológica interrumpen el tratamiento en un plazo de cuatro años. Por lo general, se necesitan varios años para reconocer el impacto total de la transición. Es en la edad adulta donde se manifiestan sus consecuencias: esterilidad, disfunción sexual o dificultades para encontrar parejas estables. Muchos de los arrepentidos confiesan que estaban tan convencidos de la necesidad de la transición que ocultaron información o mintieron en el proceso evaluador.

Algunos estudios señalan que el 80% de los niños con disforia de género pueden resolverla si se les deja atravesar naturalmente la pubertad. En junio de 2020 la Organización Médica Nacional de Finlandia concluía que los estudios que promocionan el modelo de «afirmación de género» están sesgados y son poco fiables: «A la luz de la evidencia disponible, la reasignación de género de menores es una práctica experimental […], por lo que la transición de género debe posponerse hasta la edad adulta». Más tarde, revisiones similares en Reino Unido y en Suecia han alcanzado las mismas conclusiones. Otros muchos países reevalúan ahora su postura sobre la «afirmación de género».

Pese a que las organizaciones médicas deban por principio trascender las ideologías y defender los estándares que protegen a los pacientes, en EE. UU. la Academia de Pediatría se ha mostrado renuente a revisar las tesis de la medicina de género hasta 2024. R. Kaltiala intentó abordar la creciente preocupación internacional sobre la transición de género en pediatría en la conferencia anual de la Academia Estadounidense de Psiquiatría Infantil y Adolescente de 2023, pero sus dos comunicaciones fueron rechazadas. De hecho, los especialistas en género informan rutinariamente a los padres estadounidenses de que existe un elevado riesgo de suicidio si se obstaculiza el camino a la transición de sus hijos. Siendo el suicidio de cualquier joven una tragedia, se sabe que el suicidio en este campo es infrecuente, por lo que recurrir a su posibilidad para convencer a los padres constituye una escandalosa inmoralidad. El presidente de la Sociedad de Endocrinología de EE. UU. publicó una carta en *Wall Street Journal* en la que afirmaba que esa atención «salva vidas» y «reduce el riesgo de suicidio». Una veintena de médicos de nueve países (con la finlandesa R. Kaltiala como primera firmante) replicó que «todas las revisiones sistemáticas de la evidencia hasta la fecha, incluida una publicada en el *Journal of the Endocrine Society*, encuentran que los beneficios para la salud mental de las intervenciones hormonales en menores son de baja o muy baja certeza». La medicina de género tampoco es inmune a los peligros de la ideología y a la manipulación de grupos, que perjudica a los pacientes.

El debate internacional se ha recrudecido en 2024. Mientras las solicitudes de transición de género entre adolescentes proliferan, en Gran Bretaña se ha publicado un informe muy crítico. La *revisión Cass,* publicada en abril de 2024 a petición del Servicio Nacional de Salud británico, también ha puesto de relieve la «notable debilidad» de la evidencia científica con la que se respalda esta terapia médica y ha impulsado así a los gobiernos a adoptar posiciones más cautelosas, a priorizar de nuevo la psicoterapia y a limitar las intervenciones médicas en menores. En un intento de alinear sus políticas a las revisiones científicas más rigurosas, Reino Unido, Suecia, Finlandia y Dinamarca han adoptado medidas unificadas. En mayo de 2024, el primero de estos países prohibía la prescripción de bloqueadores de la pubertad en la práctica privada –limitándola a ensayos clínicos– y se comprometía a fomentar la psicoterapia en menores de edad.

Esta revisión se ha extendido a todo el continente, con la excepción de España. Apelando a la falta de revisión de las evidencias científicas, en junio de 2024 la mayor asociación de salud mental de Alemania rechazó las directrices que promueven la afirmación de género en menores y recomendaba también limitar tales intervenciones a ensayos clínicos. Un mes antes, la propia Asamblea Médica Alemana había aprobado una resolución que restringe los bloqueadores de la pubertad, el tratamiento hormonal cruzado y la cirugía a entornos de investigación rigurosamente controlados. Por su parte, el Senado francés aprobó en mayo de 2024 un proyecto de ley que limita los bloqueadores de la pubertad y prohíbe las hormonas cruzadas y la cirugía en los menores de edad. En Holanda, el ministro de sanidad presentó el *informe Cass* al Parlamento y, simultáneamente, solicitó al Consejo de Salud la revisión del famoso *protocolo holandés* con el que se inauguraba la medicina de género. En abril de 2024 aparecía también en la revista belga *Pediatrie, Endocrinologie* un informe que explica la necesidad de reformar los protocolos de disforia de género en niños y recomienda seguir los pasos de Suecia y Finlandia, donde el tratamiento hormonal es el último recurso contra ese mal. La Sociedad Europea de Psiquiatría del Niño y del Adolescente (ESCAP), que recoge 36 sociedades de todo el mundo, ha exhortado a los proveedores de atención médica a «no promover tratamientos experimentales e invasivos innecesarios, de efectos no probados y adherirse al principio clásico *primum non nocere*». Por último, Reem Alsalem, relatora especial de Naciones Unidas sobre la violencia contra las mujeres y niñas, ha publicado en la web de la ONU las recomendaciones del *informe Cass* como esenciales para la protección de los menores.

Estas respuestas contrastan con las de la Asociación Profesional Mundial para la Salud Transgénero (WPATH), la principal autoridad mundial en transición médica para menores, que ha criticado cáusticamente el informe dirigido por la pediatra Hilary Cass: sugiere que su premisa, según la cual se puede ayudar a estos niños al margen de la vía médica, es «falsa». En un artículo en *The New York Times* de 13 de mayo de 2024, la Dra. Cass se reafirma en que las organizaciones médicas estadounidenses exageran la solvencia científica de los trabajos con que respaldan la transición. La WPATH defiende el modelo médico de afirmación de género segura de que cumple los principios de la medicina basada en la evidencia; en cambio, el *informe Cass* enuncia evidencias contrarias.

En España, el Tribunal Constitucional ha suspendido en julio de 2024 dos artículos de la ley *trans* de la Comunidad de Madrid, recurridos por el Gobierno, por defender las evaluaciones psiquiátricas. Para la ministra responsable, la ley madrileña «patologiza a los menores *trans* al obligarlos al proceso de acompañamiento psicológico y a un informe preceptivo antes de la terapia de tránsito». Es evidente que las directrices ideológicas deberían excluirse de todo protocolo médico. Las revisiones sistemáticas –las evidencias de mayor calidad– han demostrado repetidamente que la transición médica en niños carece de base sólida. Y lo más indignante de todo: los grupos de interés –no la evidencia científica– han dictado la medicina de género hasta hoy. Se trata de una anomalía que no debería ignorar nadie.

Existen dos formas de organización con vistas a la reproducción sexual. Los seres humanos, igual que otros organismos, están compuestos de órganos que funcionan simultáneamente como una unidad integrada o entidad completa; realizan funciones diversas, pero no desorganizadas. Tanto nuestro aparato respiratorio, cuya función consiste en oxigenar la sangre que lo atraviesa desde el sistema venoso hasta el arterial, como nuestro sistema cardiocirculatorio, que bombea sangre a todo el conjunto, están organizados de idéntico modo. En cambio, en la reproducción sexual estamos organizados de manera diferente. La mujer y el varón representan dos formas de reproducción sexual y dos sistemas reproductivos.

El sexo, en términos masculino y femenino, está determinado por la organización del organismo para la función reproductora. De modo que el estado sexual –masculino y femenino– es la forma en la que se representa la organización de un organismo para reproducirse de una determinada manera. Lo que permite la distinción fenotípica (macroscópica) fundamental entre varón y mujer es la organización que adopta de cara a la reproducción sexual.

Hay dos cromosomas, XX y XY, que designan el sexo cromosómico femenino y masculino; dos gametos –espermatozoides y óvulo–; dos genitales –pene y vagina–;

dos conjuntos de órganos reproductivos –testículos y ovarios–. No existe un tercer gameto, ni una tercera gónada, ni un tercer genital o sistema reproductivo. Y es estable en relación con otras especies inferiores, porque el ser humano no puede cambiar de sexo, no puede transformarse de manera natural de hombre a mujer o viceversa. Existen trastornos del desarrollo sexual en los que el organismo puede desarrollarse con un sistema reproductivo incompleto e incluso arrastrar restos o vestigios del otro sistema reproductor y, no obstante, estas personas son realmente hombres o mujeres; es decir, sus cuerpos estaban destinados en el origen de sus cromosomas a desarrollarse de una u otra forma de cara a la procreación, no ambas, ni tampoco ninguna, ni siquiera una en un punto intermedio.

Si bien en el Consenso de Chicago de 2006 se denominó a los estados intersexuales «anomalías del desarrollo sexual», el rechazo de esa nueva terminología culminó en una nueva expresión: «desarrollo sexual diferente» o DSD, como se utilizará en este texto. Hoy el problema no radica en la dificultad para identificar *de visu* el sexo de los recién nacidos que no han completado o han desviado su desarrollado sexual (DSD). Se ha impuesto un marco ideológico según el cual el sexo se puede asignar al nacer o más tarde, mediante lo que se denomina «identidad de género», que permitiría al interesado decidir su fenotipo sexual. Esta teoría no considera el significado intrínseco del cuerpo sexuado; afirma, al contrario, que este viene determinado por la guía de los sentimientos subjetivos. En consecuencia, cualquier persona puede adoptar una «identidad de género». El resultado es que identificarse como niño o niña, hombre o mujer, ambos, ninguno o algo intermedio es lo que convierte en niño o niña, hombre o mujer, ambos, ninguno o una mezcla intermedia. Este es el dogma que hoy desplaza la idea de que un niño es un varón humano inmaduro y una niña, una mujer humana inmadura.

Así, los supuestos sociales y culturales, basados en estereotipos, determinan la llamada «identidad de género» en un sentido distinto del sexo biológico; determinan también cómo deben comportarse los niños y las niñas, los hombres y las mujeres, qué intereses deben moverlos o cómo deben autopercibirse. Algunos afirman que con la «identidad de género» hay una verdad interior que se descubre y, más tarde, se puede afirmar socialmente, mientras que otros creen que el «género» es una impostura o actuación que uno mismo cree. Se descubra lo que se descubra o se realice lo que se realice, no deja de ser una imposición de carácter cultural. En este sentido, la «identidad de género» es una construcción social. Hoy en día muchas nuevas «identidades de género» constituyen un rechazo explícito al sistema binario de sexo estable, de ahí el surgimiento de las identidades no binarias.

Históricamente, eran principalmente niños pequeños y hombres de mediana edad quienes se identificaban como transexuales o, más exactamente, quienes experimentaban una forma de angustia de identidad que posteriormente se denominó trastorno de identidad de género y hoy se llama disforia de género. Estos individuos se sienten alienados por su propio sexo corporal. Se pensó en la identidad «transgénero» como una posible «salida» o escape, como un mecanismo de compensación con el que se puede remediar la disforia. Hoy ocurre algo radicalmente diferente: se supone que todos somos hombres o mujeres según cómo nos «autoidentificamos», de ahí los conceptos de «cisgénero» y «transgénero». De hecho, sugerir que uno es «cisgénero» ya implica reconocer que «sexo» e «identidad de género» se relacionan de manera contingente. Más aún, las opciones dejan de ser literalmente transgénero porque las identidades no binarias y fluidas no son menos válidas en la ideología de género imperante. Asistimos por tanto a una explosión del número de jóvenes, particularmente mujeres jóvenes, que se perciben como algo distinto a lo que en realidad son. Se está produciendo una suerte de contagio social con las identidades de género autocreadas o autodescubiertas, que arrasan escuelas y grupos de amigos. ¿Cómo deberíamos responder cuando alguien adopta una identidad sexual que no concuerda con su aspecto o realidad fenotípica y nos pide que «afirmemos» esa identidad, especialmente si busca intervenciones médicas en forma de tratamientos hormonales o quirúrgicos sobre su cuerpo? ¿Cómo debemos responder cuando se trata de un niño o un adolescente atrapado en este error ideológico? Afirmarlo –ya sea mediante un nuevo nombre o pronombre, hormonas o cirugía– no es exactamente compasivo. La compasión exige desearle el bien al otro y vivir desvinculado de la realidad propia jamás será bueno. Consideremos las tecnologías médicas que pueden utilizarse para «afirmar» una identidad falsa. Si el propósito de la medicina es lograr la salud y la plenitud humana y procurar las condiciones que permitan el florecimiento de mujeres y hombres desde todos los dominios antropológicos, entonces esta no puede reducirse a una mera satisfacción subjetiva de deseos, en contra del desempeño armónico y objetivo del psicosoma de la persona y alterando los fines naturales que cumple cada dimensión psicoorgánica. El uso de hormonas o cirugía con el fin de rediseñar el cuerpo humano viola esta finalidad.

Tampoco puede ser compasivo mutilar cuerpos para afirmar identidades imaginadas. Cuando se trata de intervenciones médicas (la llamada «transición médica» o «atención» que afirma el género), los médicos subvierten tanto los medios (la mutilación) como los fines (la afirmación de algo que carece de apoyo en un hecho físico objetivo). Administrar altas dosis de estrógeno a un hombre que rechaza su realidad masculina por alguna identidad alternativa (ya sea como mujer, no binaria, ambidiestra de género, etcétera); administrar altas dosis de testosterona a una mujer que rechaza su realidad femenina por alguna identidad alternativa (ya sea como hombre, no binaria…); o extirpar órganos reproductivos y utilizar cirugía plástica para crear orificios o apéndices que semejen los del sexo opuesto (o ninguno, o ambos) implica reforzar creencias que –como el delirio– desbordan el surco de la realidad y violan, en consecuencia, principios elementales en ética médica. «Reasignar» el sexo es literalmente imposible; la evidencia continúa demostrando que los procedimientos de afirmación de género no contribuyen a reparar la integridad psicológica.

Las cosas empeoran con los niños, especialmente cuando se trata de medicamentos que bloquean la pubertad. Es una sutil falta de compasión, además de una escandalosa injusticia, que los adultos interfieran en el desarrollo natural del cuerpo de los niños para alterar su apariencia. Por buena que parezca la intención, interferir el desarrollo físico de un niño, interrumpir la vía natural de su pubertad fisiológica, en un intento de «afirmar» una «identidad de género» diferente a su realidad biológica, es profundamente contrario a la ética. Del mismo modo, decirle a un niño (o a cualquier persona) que ora él o ella es del sexo opuesto (o ambos, o ninguno), ora él es algo más que un niño, o ella algo más que una niña, decírselo es injusto con ellos y su futuro.

Los niños que sienten malestar con su sexo corporal merecen, como todos, respeto, amabilidad y compasión. Debemos protegerles del acoso, de las burlas y de cualquier otra forma de maltrato, por supuesto. Pero, ante todo, necesitan saber la verdad y también ayuda para abrazarla y reconciliarse con sus cuerpos. Esto incluye, primero, brindarles asesoramiento sobre cualquier trauma o dinámica que pueda haber causado su disforia y, segundo, ayudarlo a derribar estereotipos sexuales y expectativas culturales.

Significados del sexo

EL TÉRMINO «SEXO» TIENE MÚLTIPLES SIGNIFICADOS: si bien puede aludir al acto sexual en sí, en el contexto de la determinación y la diferenciación sexuales, se refiere a la composición biológica y estructural de un ser humano en desarrollo. Es precisamente dentro de este modelo donde se dan tres definiciones de sexo: cromosómico, gonadal y fenotípico.

El sexo cromosómico alude a la composición genética, concretamente a los cromosomas XX o XY, un sistema binario en el que también se pueden dar anomalías: el embrión puede arrastrar un cromosoma sexual adicional, como ocurre en el síndrome de Klinefelter, caracterizado por el cariotipo XXY. Por el contrario, pueden también carecer de un cromosoma sexual, como se observa en el síndrome de Turner, que se caracteriza por un cariotipo XO. Estas patologías cromosómicas pueden afectar a la fertilidad y a la expresión de las características sexuales secundarias, ya que el tipo de cromosomas sexuales presentes condiciona la *determinación* primaria del sexo o el desarrollo de las gónadas. Las personas con una composición cromosómica XX se consideran mujeres y posteriormente desarrollarán ovarios, que producirán ovocitos. Los individuos con cromosomas XY se consideran varones y desarrollarán testículos, responsables de la espermatogénesis o producción de espermatozoides.

El sexo gonadal se refiere a la presencia de testículos u ovarios. La función principal de los testículos es producir esperma para la reproducción, así como sintetizar y liberar testosterona, que es la principal hormona sexual masculina. De manera similar, los ovarios producen ovocitos y liberan estrógenos, la principal hormona sexual femenina. Las gónadas se pueden extirpar quirúrgicamente mediante orquiectomía (extirpación de los testículos) u ooforectomía (extirpación de los ovarios) por diversas razones. Aunque los pacientes puedan recibir reemplazo hormonal para contrarrestar las consecuencias fisiopatológicas de su eliminación, no existe ninguna tecnología médica que pueda reemplazar la función de estas estructuras. La determinación secundaria del sexo alude al desarrollo de los genitales externos y del tracto urogenital derivado de la acción de las hormonas que producen las gónadas. En la pubertad, se produce una mayor diferenciación con el desarrollo del vello púbico y axilar y el crecimiento de los senos. Este proceso determina el sexo fenotípico: la distinción visible entre varón y mujer.

¿Están en lo cierto quienes apoyan los cuidados afirmativos de género en la convicción de que las personas pueden cambiar de sexo? Siendo profundamente respetuosos con las personas de opiniones diversas, el hecho incuestionable es que los humanos no pueden cambiar el sexo cromosómico. Si admitimos que la respuesta depende de la definición de sexo que se utilice, es evidente que se pueden alterar, mediante tratamiento hormonal o quirúrgico, las estructuras gonadales o el sexo fenotípico. Pero inevitablemente surge la siguiente cuestión: ¿eliminar las estructuras gonadales y alterar el aspecto genital o sexo fenotípico es cambiar el sexo? El objetivo de la terapia hormonal y la cirugía de afirmación de género es, en efecto, alterar el sexo fenotípico para que el cuerpo físico que ve la persona interesada y ven los demás refleje lo que esta siente. Muchos de quienes están a favor de la afirmación de género argumentan que algunas personas *cisgénero* –las que se identifican con su sexo, según define la RAE– también modifican su sexo fenotípico cuando se someten a procedimientos como la mamoplastia de aumento, el agrandamiento de pene o la vulvoplastia y –añaden– lo hacen exactamente por la misma razón.

Respecto al debate sobre si se puede «asignar el sexo al nacer», todo depende de la definición de sexo a la que nos refiramos. Al nacer, los médicos –obstetras y pediatras– observan el sexo fenotípico y deducen el sexo cromosómico y el gonadal basándose en los caracteres sexuales secundarios observados. Así se puede asignar el sexo al nacer. Bien distinto es el caso de recién nacidos con *desarrollo sexual diferente* (DSD) o anomalías del desarrollo sexual, cuyas características físicas pueden no estar claramente alineadas con su constitución cromosómica ni gonadal. En el caso del bebé que tiene un cariotipo XY conocido antes del nacimiento, pero con fenotipo feminoide al nacer (como en la rara afección llamada *síndrome de insensibilidad completa a los andrógenos*), ¿qué sexo se le debe asignar? ¿Debe ser criado como hombre o como mujer? Aunque la ambigüedad sexual es muy rara, el apoyo del cariotipo, las pruebas genéticas y radiológicas, las determinaciones hormonales y la identificación de ciertos factores ambientales –que pueden modificar el desarrollo sexual prenatal en una determinada dirección– pueden aclarar la identidad. Pero se producen daños no intencionados, aunque significativos, cuando los implicados y los padres intentan responder subjetivamente a esa pregunta. La terapia de pacientes con DSD mediante tratamientos médicos y quirúrgicos forzados, habitualmente en la infancia, debería recordarnos que, aunque el aspecto corporal externo o sexo fenotípico se pueda modificar, la base biológica –esto es, el sexo cromosómico o genético– no puede ser prerrogativa de la subjetividad humana.

Además del sexo cromosómico o genético, existe el sexo gonadal (ovario o testículo) y el sexo fenotípico (determinado por el aspecto de los genitales externos). Lo habitual en la naturaleza es que el sexo cromosómico de cariotipo 46 XY asocie testículos como sexo gonadal y aspecto o fenotipo de varón, y que el sexo cromosómico de cariotipo 46 XX asocie ovarios como sexo gonadal y aspecto o fenotipo de mujer. Aunque ocurre con muy poca frecuencia, en ocasiones aparece discordancia entre estos tres niveles.

Los diagnósticos de DSD se agrupan según el sexo cromosómico. Los dos grupos más grandes son 46 XY DSD y 46 XX DSD. Pueden implicar ambigüedad de órganos genitales externos y diversas combinaciones de genotipos cromosómicos diferentes de XX (mujer) y XY (hombre).

Entre los tipos más frecuentes de DSD está la hiperplasia suprarrenal congénita. Otros menos frecuentes son los debidos al déficit de la enzima 5 alfa reductasa y las insensibilidades androgénicas. Esta enzima cataliza la conversión de la testosterona en dihidrotestosterona, necesaria para una diferenciación normal de los genitales masculinos. Los fenotipos de estos genitales pueden variar entre un aspecto femenino completo a uno masculino con micropene. Son personas 46 XY con insensibilidad completa o parcial a los andrógenos que padecen déficit funcional de testosterona, aunque esta circule en sangre con tasas elevadas.

El hiperandrogenismo en varones se adquiere por exceso de andrógenos circulantes debido al dopaje. Pero en mujeres puede darse tanto por el exceso de andrógenos de producción endógena como por el aumento de la sensibilidad de los receptores a esas hormonas. Fenotípicamente se caracteriza por hirsutismo, acné, alopecia androgénica y virilización. Se estima que puede afectar de un 5 a un 10% de las mujeres en edad reproductiva en España[2].

Entre las causas de hiperandrogenismo femenino destacan, en la etapa prepuberal, la hiperplasia suprarrenal

---

[2]   Datos recogidos de la revista *Diario Médico*.

congénita por deficiencia de 21 alfa hidroxilasa, 11 beta hidroxilasa, 3 beta hidroxiesteroide deshidrogenasa y tumores productores de andrógenos. En edad fértil las causas más comunes son el síndrome de ovario poliquístico, el hiperandrogenismo idiopático, el hirsutismo idiopático, la hiperplasia suprarrenal congénita no clásica por deficiencia de 21 alfa-hidroxilasa y los tumores secretores de andrógenos (ováricos o suprarrenales).

En cuanto a la necesidad de tratar un hiperandrogenismo, dependerá de su etiología, de los síntomas que produce y del riesgo potencial para la salud. Las implicaciones del hiperandrogenismo de causa tumoral o con riesgo de degeneración tumoral y las del hiperandrogenismo funcional ovárico de síntomas mínimos difieren.

La naturaleza funciona con una distribución gradual; los promedios y las desviaciones son propias de ella. Los cromosomas son estructuras densas constituidas por ADN y proteínas, estructuras superenrolladas en las que están «inscritos» los genes, encargados de la transmisión genética de una célula a otra. Los científicos han representado esta realidad ordenando los pares de cromosomas en sistemas llamados cariotipos. En estas representaciones, los primeros 22 pares –la mitad procedente de un espermatozoide– son llamados «autosomas» y codifican las características generales del individuo. Al par 23 se le denomina «par sexual» porque se le atribuye la determinación, junto al medio ambiente, del sexo biológico. Ahora bien, entre las combinaciones XY (varón) y XX (hembra), pueden aparecer individuos XO (síndrome de Turner) o XXX (superhembras), XXY (síndrome de Klinefelter), XYY... Se da el caso de la deportista olímpica española María José Patiño, una mujer XY cuyo cuerpo nunca desarrolló rasgos masculinos a causa de su insensibilidad androgénica. En la pubertad sus testículos atrofiados comenzaron a producir estrógeno (hormona femenina), lo cual hizo que sus mamas crecieran, su cintura se estrechara y su cadera se ensanchara. Pese a portar un cromosoma Y, se había desarrollado naturalmente como una mujer.

La ciencia constituye un espacio de creatividad empírica en continuo aprendizaje y la clasificación sexual del XX y XY no es sino lo explícito de la constitución gráfica de nuestra biología. Un diseño que casa mal con el relato (bio) gráfico que se desea visibilizar de nuestra constitución.

La frecuencia de DSD es inferior a 0,05% (1/2000) en recién nacidos –según la Asociación Española de Pediatría; protocolos actualizados al año 2019–, por lo que se incluye entre las «enfermedades raras». Aunque su etiología es mayormente genética, algunos casos pueden deberse a factores maternos o medioambientales. A pesar de los avances logrados, una parte importante de estos casos queda sin diagnóstico etiológico. Tanto este como el tratamiento de los DSD corresponde al concurso de diversas especialidades médicas: pediatras, endocrinólogos, radiólogos, patólogos, bioquímicos, psiquiatras, psicólogos, genetistas, urólogos y cirujanos. La colaboración entre estos profesionales en grupos de trabajo de sociedades médicas es fundamental para el avance y la mejora de los medios diagnósticos y terapéuticos. Son condiciones estrictamente médicas, no identitarias ni autodeterminadas, que deben manejarse a base de estudio y prudencia. La DSD ocurre tanto en varones como en mujeres. Su existencia no desmiente el binarismo sexual de los humanos de igual manera que la polidactilia tampoco desmiente que los seres humanos tenemos cinco dedos en las manos. Los individuos con DSD no deberían ser utilizados como armas arrojadizas de un debate político. La intromisión ideológica sólo añade confusión y prejuicios a su discernimiento.

III

– REFLEXIONES SOBRE LA BIOTECNOLOGÍA –

EL DESARROLLO DE LAS DIVERSAS BIOTECNOLOGÍAS está alumbrando horizontes que no paran de ampliarse. A la tecnología biomédica y a la ingeniería genética se añaden aportaciones de la inteligencia artificial, la nanotecnología, las neurociencias o la reciente biología sintética. Todo ello obliga a una inevitable búsqueda de sinergias entre los diversos saberes que hoy se conoce con el dudoso término de multidisciplinariedad. Ante esta ingente tarea, ni los médicos ni las facultades de Medicina pueden permanecer encasillados en la academia, sino contribuir con su mediación a iluminar la complejidad de estas realidades que, de alguna manera, se imponen al viejo oficio. Ya se han iniciado esfuerzos multidisciplinares desde la ética, la antropología, la política, el derecho y la religión con los que ordenar un poco el descomunal desarrollo de estas tecnologías emergentes.

Nos atrevemos con una brevísima historia de los avances científicos de las últimas décadas, especialmente de aquellos que han revolucionado la biología, y también de algunas prácticas que la medicina tiene a su alcance, como las de ingeniería genética, que ya han habilitado la posibilidad de manipular la raíz de nuestra constitución biológica. Esto suscita reflexiones sobre una problemática que carece de precedentes en la práctica de la medicina: la que distingue entre «terapia» y «mejora»; la que se da entre restablecer la salud perdida y potenciar capacidades psíquicas o somáticas no dañadas. La débil frontera entre «curar» y «optimizar» vertebra ahora el debate en centros de referencia anglosajones. Meditar sobre la medicina del futuro inmediato nos sumerge irremediablemente en esta trascendental discusión.

El concepto de conciencia tecnocrática lo leí por primera vez en el libro *El futuro de la naturaleza humana* de 2002 del filósofo y sociólogo alemán Jürgen Habermas, miembro eminente de la segunda generación de la Escuela de Fráncfort. Esta obra explica cómo la tecnificación de la naturaleza humana ha permitido —entre otras cosas— la eugenesia, ya sea negativa o positiva, de manera que los padres pueden voluntariamente configurar la constitución de sus futuros hijos.

Es indiscutible que durante el siglo XX han tenido lugar los mayores progresos de la ciencia. La física fue especialmente innovadora en la primera mitad del siglo pasado, gracias a los descubrimientos de la energía atómica y de la teoría de la relatividad de Einstein. En la segunda mitad, con el desarrollo de las biotecnologías tradicionales (fermentación, crianza selectiva, hibridación, etcétera), la biología creció exponencialmente. Entre los factores que propiciaron su crecimiento destacan los descubrimientos de Francis Crick y James Dewey Watson sobre la estructura molecular del ADN, que representaron con la metáfora de la doble hélice. Además de valerles el Premio Nobel, el hallazgo abrió nuevas líneas de investigación en genética.

Aunque Gregor Mendel (1822-1884), botánico y monje agustino que ha pasado a la posteridad por su experimentación con guisantes, es reconocido como el padre de la genética, el término fue acuñado en 1905 por el biólogo William Bateson. La genética se basa en el estudio de la herencia y la variación en los seres vivos. Se desarrolló a partir de la biología molecular, expresión que fue utilizada por primera vez en 1950 por el físico y biólogo William Astbury para designar una rama de la biología que concentra un largo bagaje de interrelaciones con otras ramas de la ciencia. La biología molecular estudia los procesos biológicos mediante análisis fisicoquímicos y bioquímicos en el nivel molecular. Y dentro de esta joven ciencia se encuentra la genética.

De la cooperación de la genética con la biología molecular surgió la genética molecular, que intenta comprender y explicar los fenómenos genéticos apoyándose en la física y la química. Empezaron a combinarse los conocimientos previos –de genética formal mendeliana, citogenética y genética molecular– con nuevos modelos experimentales que se basan en técnicas de purificación y secuenciación de bases, en el uso de enzimas que cortan y unen ácidos nucleicos y en la transferencia de ADN de un organismo a otro. Se facilitó así el descubrimiento de las enzimas de restricción y, con ellas, aparecieron las tecnologías del ADN recombinante y de la reacción en cadena de la polimerasa (PCR), en las que se fundamenta la actual ingeniería genética. Estas tecnologías seleccionan, cortan y pegan eficientemente los fragmentos de ADN en el lugar que se requiera de otra cadena de ADN. Por primera vez, el ser humano puede introducir genes de una especie en el genoma de otra, incluso filogenéticamente distinta: genes bacterianos o animales en el ADN de plantas, o viceversa.

La primera actividad a la que se dedicaron los ingenieros genéticos fue la clonación de genes. En 1972 se acometió el primer experimento de clonado de ADN y, con él, se inauguró la ingeniería genética. La clonación es uno de los temas de debate que mayores inquietudes despierta en la actualidad, sobre todo en lo referido a su vertiente reproductiva. Se trata del proceso que aísla y purifica un gen para crear una molécula de ADN recombinante que se replicará en el hospedador, creando así múltiples copias o clones de la secuencia de ADN deseada. La primera vez que se acometió esta operación en un organismo superior fue en febrero de 1997, fecha en la que se presentó a la oveja Dolly, ya con seis meses. Había sido clonada directamente a partir de una célula tomada del tejido mamario de una donante adulta. Las técnicas de clonación también se han utilizado para intentar revivir especies extinguidas. Así ocurrió con la *capra pyrenaica* (el bucardo), extinguida en España en el año 2000. A partir de trozos de la piel de un ejemplar de bucardo conservado en nitrógeno líquido, se logró que un clon se mantuviera vivo durante siete minutos. Pero el mayor interés de la clonación no radica sólo en otras especies, sino en las posibilidades que brinda a la nuestra.

Otro escenario novedoso es la capacidad de modificar especies y cruzarlas mediante técnicas de ingeniería genética. Los cruces entre especies son muy antiguos. Quizá el caso más conocido sea el de la mula, animal estéril (no en el 100% de los casos) que nace del cruce entre una yegua y un burro. Pero hoy es posible crear animales transgénicos mediante la biotecnología. Es posible, en fin, crear mediante transgénesis nuevas formas de vida, alterar radicalmente las existentes y crear híbridos y quimeras. Los animales transgénicos se crean a través de la transferencia de genes de una especie a otra, los híbridos mezclando el esperma de una especie con los óvulos de otra y las quimeras surgen de entreverar células embrionarias de dos especies distintas. Los dos casos de mayor impacto mediático tuvieron lugar a principios de este siglo. Fueron los casos de ANDi, el primer mono *rhesus* producido transgénicamente, y el de Alba, el conejo creado por el artista brasileño Eduardo Kac. ANDi nació en el año 2000; se le introdujo un gen adicional en el óvulo de la madre mediante un marcador viral. Ese gen procedía de una medusa que contenía la propiedad GFP (proteína fluorescente verde). Así, ANDi era un mono de apariencia normal y sana hasta que se exponía a la luz azul, cuando brillaba con un llamativo verde fluorescente. Los animales modificados genéticamente sirven hoy para la investigación de diversas enfermedades degenerativas. Este tipo de modificaciones genéticas entre especies también ha alimentado especulaciones sobre posibles quimeras en el futuro; sobre la creación, por ejemplo, de seres humanos con la capacidad visual de un halcón.

La biología sintética es otra disciplina que ha revolucionado la ciencia. En 2010, el equipo de J. Craig Venter consiguió crear la primera bacteria sintética, bautizada como *mycoplasma laboratorium* y popularmente conocida como «Synthia». El filósofo oxoniano Julian Savulescu ha declarado:

> La biología sintética abre la puerta no sólo a copiar programas existentes, como hizo Venter, sino a construir otros nuevos, según diseño humano. Tal creación supondría jugar a los dioses o, al menos, tomar el control de los desarrollos evolutivos.

Los animales modificados genéticamente podrían llegar a ser una sombra de las formas de vida creadas *ex novo*, basadas en diseños nuevos de laboratorio. En biología sintética no se trata sólo de introducir genes de una especie en otra, sino de crear genes sintetizados artificialmente y diseñados para fines específicos, capaces de hacer que las células y los organismos en general adquieran funciones inexistentes en la naturaleza. Es probable que la biología sintética pueda destinarse en el futuro a la creación de bancos de órganos.

Las *técnicas de reproducción asistida* se utilizaron al principio en parejas mixtas (varón-mujer) que presentaban problemas de fertilidad; en muchos casos incluían el uso de esperma o de óvulos de donantes. Andado el tiempo se han extendido a diversas situaciones: parejas o personas que quieren elegir el sexo de su hijo o evitarle alguna enfermedad de transmisión genética, parejas homosexuales, mujeres que simplemente desean ser madres biológicas sin que medien relaciones sexuales con un hombre o la actual —y controvertida— «gestación subrogada», también conocida como «vientre de alquiler».

En reproducción asistida se distingue entre técnicas de preconcepción y posconcepción. Entre las primeras destaca la técnica de selección del sexo, que permite a los padres elegir el sexo de un embrión separando los cromosomas X e Y presentes en el espermatozoide. Esta técnica parece orientada a aquellos progenitores que portan enfermedades genéticas ligadas al sexo o a aquellos otros que buscan descendencia con un sexo concreto. Entre las técnicas posconcepción (y antes del nacimiento o prenatales) sobresale, entre otras, la de selección de los mejores embriones mediante la fecundación *in vitro* y el diagnóstico genético de preimplantación, consistente en un examen previo a la inserción del embrión: se extrae una de sus células y se busca la presencia de alelos que puedan inducir enfermedad o alteración cromosómica.

Algunas de estas prácticas se utilizan parcialmente para detectar casos de malformación o enfermedad que luego justifican la práctica del llamado aborto terapéutico. Por otro lado, el análisis del material extraído permite detectar una amplia variedad de trastornos genéticos no sólo en la fase prenatal, sino también entre niños y adultos (lo que se conoce como «diagnóstico presintomático»).

Uno de los proyectos de apoyo para el registro de las bases moleculares de diversas enfermedades genéticas ha sido el Proyecto del Genoma Humano. Acometido entre 1990 y 2003 con una extraordinaria financiación pública, ha logrado descifrar los más de cien mil genes de nuestro genoma y la secuencia de los tres mil millones de nucleótidos existentes. Ha conseguido también la cartografía de muchas enfermedades hereditarias, una manera de ordenar los conocimientos disponibles sobre el ADN. Todo lo anterior permite urdir estrategias preventivas y terapéuticas, detectar ciertas «habilidades» derivadas de determinados genes y fantasear con una posterior potenciación de estos, como persiguen las tesis del «mejoramiento humano» defendidas por los teóricos del transhumanismo. Detectamos aquí un resquicio de peligro en el comercio que desataría el incalculable valor de esta información. Y, aun así, hay que reconocer que ha permitido el desarrollo de una de las técnicas biomédicas de mayor interés: la llamada terapia génica.

Fundamentada esta en la enorme base de datos de los trastornos hereditarios, se ha convertido en una de las grandes esperanzas de la medicina. La terapia génica persigue la curación de enfermedades genéticas mediante la aplicación de la ingeniería genética en genes defectuosos. Sus tres estrategias fundamentales son la inserción, la reparación y la cirugía génicas. La *inserción génica* consiste en insertar una o más copias de la versión normal de un gen en los cromosomas de una célula enferma; la *reparación es* la modificación química de una secuencia defectuosa de ADN en un lugar exacto para recodificar su mensaje genético y hacerlo idéntico al alelo normal; y la *cirugía génica* —la más compleja— consiste en eliminar un gen defectuoso del cromosoma, y sustituirlo por otro clonado.

Conviene aclarar la diferencia entre enfermedad genética (como la corea de Hutington) y predisposición genética (al Alzheimer o al cáncer). En primer lugar, los genes son pleiotrópicos y conllevan efectos diferentes según el entorno. Segundo, considerar una predisposición como «defecto genético» puede ser una trampa, toda vez que son los intereses humanos los que determinan los genes «buenos» y «malos» de la naturaleza. Y, por último, es frecuente que una manifestación clínica no derive de un solo gen, sino que tenga carácter multifactorial. Muchos rasgos son poligenéticos y resultan de la interacción de múltiples genes, como ocurre con la pigmentación de la piel o la misma estatura.

Al hilo de la terapia génica, esta ya ha demostrado su valor: la primera vez fue gracias al conocido caso de la «niña burbuja», en los años noventa, en EE. UU. Padecía una grave enfermedad inmunológica —déficit de adenosín-desaminasa— que la hacía vulnerable a cualquier infección. Este y otros casos posteriores han prosperado, con la reparación parcial de la capacidad inmunológica de estos pacientes. En la actualidad se investiga su aplicación en cáncer y en Alzheimer, pero en todo caso actuando sobre la línea somática, lo que sólo afecta al individuo intervenido, sin que la descendencia herede las supuestas mejoras. En cambio, esta misma terapia génica realizada sobre la línea germinal transmitiría la información adicional correctora no sólo al paciente, sino a su futura descendencia. Si bien podría erradicar enfermedades genéticas, heredar las modificaciones artificiales sin el pleno conocimiento de sus resultados podría también suponer una catástrofe para el patrimonio genético de la prole.

La última gran innovación –y de las más celebradas por los movimientos transhumanistas, defensores del *mejoramiento humano*– es la llamada tecnología CRISPR, acrónimo en inglés de «Repeticiones Palindrómicas Cortas Agrupadas y Espaciadas Regularmente»; tecnología inspirada, por cierto, en los descubrimientos del científico español de la Universidad de Alicante Francis Mojica (al que la academia sueca no se lo reconoció en la distinción del premio Nobel de Química que otorgó, en cambio, en 2020 a dos científicas francesas por continuar el desarrollo de este método). En teoría, la poderosa herramienta permite intervenir en el genoma de una célula sin crear transgénicos que dejen ADN extraño y utilizando el mismo mecanismo de defensa que emplean algunas bacterias para eliminar virus o plásmidos invasivos, lo que permite cambiar una secuencia de ADN de forma fácil y precisa en puntos concretos del genoma.

En esto consiste la edición genética. Como el objetivo de esta aplicación es corregir los errores de genes responsables de ciertas enfermedades, inaugura una nueva era de la ingeniería genética.

Las posibilidades infinitas que recrea la biotecnología, además de reorientar la medicina, despiertan un afán justiciero de reconstrucción del cuerpo nacido de la insatisfacción con la naturaleza humana, con la aniquiladora muerte y con la tiranía del proceso de decadencia que le precede. Así, las técnicas de reproducción asistida, indicadas en origen para ayudar a parejas estériles con la obtención de células sexuales de otros donantes, han extendido sus aplicaciones, por ejemplo, a la elección del sexo de la prole. También se utiliza para evitar la transmisión de enfermedades hereditarias a la descendencia de progenitores que portan alguna enfermedad ligada al sexo, para inducir embarazos sin que medien relaciones sexuales o en la polémica gestación subrogada (vientres de alquiler). Algunas de las técnicas mencionadas proporcionan diagnósticos prenatales y justifican la posibilidad de un aborto terapéutico en caso de malformación o enfermedad. Por otro lado, el Proyecto del Genoma Humano, con la cartografía de todos los genes codificantes de proteínas de nuestro genoma, ha levantado el velo de la terapia génica para la reparación de genes defectuosos. No obstante, plantea el dilema entre «predisposición genética» y «defecto genético». La primera se manifestará o no dependiendo del entorno; el defecto genético suele radicar en varios genes. Otra innovadora técnica de ingeniería genética es la clonación reproductiva, que imita, con fines reparativos, la duplicación de información genética que ocurre espontáneamente en la naturaleza. Con ella pueden obtenerse tejido humano para trasplantes sin el riesgo de rechazo, animales transgénicos para modificar o reproducir proteínas humanas y aun embriones clonados (que luego se sacrifican) para tratar la enfermedad del donante. El procedimiento permite también el cultivo extracorpóreo de células enfermas de un adulto para reprogramarlas y reinsertarlas después. Por último, la citada innovación −que ha inaugurado la era de la edición y corrección del genoma, es decir, el sistema de edición de genes CRISPR, una virguería ingenieril que, sirviéndose del mecanismo de defensa de ciertas bacterias para eliminar virus invasivos, puede reparar secuencias específicas de ADN.

No obstante todo lo que hemos tratado en este capítulo, conviene recordar que la secuenciación completa del genoma humano, por la que hemos descubierto muchas asociaciones entre alteraciones de genes concretos y enfermedades −monogénicas o mendelianas, la mayoría de ellas llamadas hoy *enfermedades raras* por su escasa prevalencia−, no explica en cambio la mayor parte de las enfermedades humanas. Para explicar esta limitación, los genetistas alegan que nuestros rasgos, tanto los normales como los patológicos, no dependen sólo de los genes que heredamos, a pesar de la difundida atribución a la famosa doble hélice del lenguaje con que Dios creó la vida. Como resultamos de nuestras acciones intencionales, muchos autores concluyen que para conocer las enfermedades humanas es preciso conocer no sólo la fisiología humana, sino también la diversidad de factores ambientales que intervienen.

La finalidad fundamental de la medicina ha sido históricamente terapéutica, es decir, ha permanecido siempre al servicio de la prevención de la salud o de la curación (o alivio) del dolor y de la enfermedad (*restitutio ad integrum*). Pero las innovaciones biotecnológicas no sólo están revolucionando el arsenal terapéutico y preventivo, sino que han despertado el deseo de reforzar capacidades indemnes en el hombre (*trasformatio ad optimum*). Este giro, al que se llama «mejoramiento humano», aboga por una biomedicina cuyo blanco no es exactamente una curación, sino la potenciación de nuestras condiciones físicas, intelectuales o anímicas. La incorporación de mejoras biomédicas a ámbitos colaterales de la medicina, como el de las capacidades deportivas, cognitivas, sexuales, cosméticas... está ampliando el papel tradicional de esta. El principio clásico de no maleficencia, *primum non nocere* (primero no hacer daño), que figura en el *corpus* hipocrático como inveterada categoría ética, parece decaer ante la creciente aceptación social de prácticas reglamentadas, como el aborto, el cambio de sexo o la eutanasia. Un giro que se justifica ahora con otro principio, el de beneficencia, si bien muchas de estas propuestas de mejora están menos vinculadas a la salud que a otras realidades con las que a menudo se confunde, como el bienestar.

Algunos pensadores ya apreciaron mercadeo y resabios elitistas en los intentos de eugenesia médica de aquella Alemania barbárica cuyo destino último era alumbrar seres biológicamente programados para obedecer. Hoy otra suerte de medicina utópica puede despuntar con la promesa de redimir nuestras naturales imperfecciones y consumar el más absurdo de los sueños: el de la inmortalidad. La cofradía transhumanista, más inocente que perversa en su afán de reconstruir tecnológicamente la perfección del cuerpo, deja demasiada tinta en el tintero de sus sueños: del mundo físico apenas conoce sus arrabales, y del metafísico, sus categorías del bien o de la verdad... Sabemos que la vida saludable es un estado socialmente mediado. No es fácil mantenerse erguido en una cultura abandonada a la morbidez y al vagabundaje. La prudencia y la responsabilidad de la terapéutica –tan lejos siempre de delirios peripatéticos– resultan ahora límites que, al mismo tiempo, pueden peraltar su progreso a resguardo de los civilizados refinamientos del mal y la falacia. Pero antes de continuar con el desarrollo de esta idea, quisiéramos aclarar que, primero, celebramos la ciencia biomédica en general y la biotecnología en particular y, segundo, que deseamos que nuestros descendientes puedan seguir cosechando sus frutos sabrosos sin sucumbir a las seductoras promesas de un futuro perfecto en el que, mejores que los humanos, seríamos como dioses, eternos y felices.

La edad de oro de la biotecnología ha llegado y nosotros nos beneficiamos de sus tratamientos, que procuran vidas largas y alivian el sufrimiento psicosomático. Agradecemos ese don que es el ingenio humano y el esfuerzo que, con él, realizan científicos, médicos y empresarios para brindarnos tantos beneficios. Por mucho que la biología moderna haya alcanzado su etapa de madurez, es evidente que los mejores frutos están aún por caer. Ahora bien, con tantas bendiciones presentes y venideras, no conviene obviar el desmesurado poder de la ciencia biomédica. Más arriba hemos señalado detalles que obligan a permanecer alerta. Estos poderes pueden utilizarse con fines distintos de lo terapéutico, fines que pueden ir desde lo más frívolo hasta lo inquietante y aun pernicioso para el futuro de la humanidad.

Algunos de estos poderes ya están disponibles como instrumentos de bioterrorismo (por ejemplo, bacterias genéticamente resistentes a antibióticos o terribles drogas que destruyen la memoria); también como agentes de control social (ningún ejemplo como el de los bloqueadores de la fertilidad utilizados en lejanos países en los beneficiarios de asistencia social); o como medio para mejorar o perfeccionar nuestros cuerpos y mentes y los de nuestros hijos (induciendo el crecimiento de supermusculaturas genéticamente modificadas o mediante la síntesis de moléculas farmacológicas para mejorar la memoria). Hoy es posible la gestación de seres a partir de donantes anónimos de óvulos y esperma en úteros artificiales, sin conexión alguna con las personas que aportaron ese material genético, algo que desembocaría inevitablemente en la mercantilización de criaturas sin apellidos. El anticipo de las posibles amenazas a nuestra seguridad, libertad y humanidad debería inducir a los médicos, por una parte, a los académicos, por otra, y al conjunto de la sociedad a aunar esfuerzos para discernir y discriminar los diferentes escenarios a los que puede abocar la biotecnología.

Es inimaginable lo que puede acaecer a esos niños concebidos sin padres y gestados por una máquina. No se trata de una jeremiada; de esto ya habló Aldous Huxley en *Un mundo feliz*. En su distopía, cada persona es clasificada desde su incubación para formar parte de una casta social. Se crean así ciudadanos de primera, de segunda y luego parias al servicio del resto. Seres que no tienen familia ni filiación y que, por tanto, ni son de nadie, ni importan a nadie. Esperemos que no sea ese el mundo feliz que algunos han imaginado. Si nos inquieta lo que otros puedan hacernos, también hemos de percatarnos del daño que nosotros mismos podemos infligirnos y ocuparnos de que la sociedad no se vea perjudicada, ni que nosotros mismos socavemos las más ricas y elevadas posibilidades de la vida humana.

La más seductora de estas inquietantes perspectivas —la aplicación de las capacidades biotecnológicas para conseguir la «perfección» tanto del cuerpo como de la mente— es también el capítulo más descuidado y paradójico. Nos da esperanza, pero también nos da miedo. Nos preocupan el hombre que quiere jugar a ser Dios y ese mundo feliz que se plantea en los escenarios del futuro poshumano. No deberíamos soslayar la cuestión fundamental de los fines. Nos corresponde ahora contrastar los objetivos que la empresa biomédica asigna a estas herramientas con los fines de la naturaleza y el sentido de la virtud y la excelencia humana. La amenaza intrínseca de deshumanización que se cierne sobre nosotros nos obliga —más allá de nuestro enfoque en cuestiones de la vida, del aborto o la destrucción de embriones, por

importantes que sean– a abordar la dimensión genuinamente novedosa y preocupante de esta revolución, que
ya no es la sempiterna capacidad de matar a la criatura
creada a imagen de Dios, sino la de producir otra nueva
criatura según nuestros caprichos.

Transhumanismo

DESPUÉS DE LA APLASTANTE CAÍDA DE LAS GRANDES
utopías del siglo XX, prospera un relato de tin-
tes ideológicos netamente vinculado a la biotecnología. Tal corriente sostiene que los avances biotecnológicos, integrados en la corporalidad humana,
pueden ampliar los confines de nuestras vidas, tanto en
la dimensión corporal como en la mental, para alcanzar
con el tiempo el ideal poshumano. El fundamento que
sostienen sus teóricos viene a decir que la especie humana no es el fin sino el comienzo de una nueva etapa de la
evolución. Tal vez lo más desconcertante de estas ideas es
que especulen con que los avances tecnológicos puedan
superar el destino mortal que pende sobre nuestra naturaleza finita. En concreto, este movimiento espera que la
tecnología multiplique nuestras cualidades tanto cognitivas como físicas y remodele nuestra identidad personal.

Hemos inventado lentes para ver lo extremadamente lejano o pequeño, la imprenta para mejorar la memoria, diseñado escuelas para ampliar nuestros conocimientos y revolucionado el planeta en la era de internet. Hemos incorporado a nosotros muchos elementos tecnológicos con una finalidad exclusivamente terapéutica: prótesis articulares, vasculares, valvulares, marcapasos, lentes intraoculares... El propósito: paliar deficiencias y mejorar la expectativa de vida de los enfermos o de personas con discapacidades.

Ahora comienza la superación técnica de lo humano, el ser humano como objeto de su propia creación. Surge así un interrogante ético: ¿podrán decidir las próximas generaciones sobre el patrimonio físico o genético de la especie humana? Ninguna creación puede menospreciar la exigencia ética de no dañar al planeta ni a sus habitantes. El relato transhumanista propone trascender la fragilidad de nuestra condición a través de la integración de la biotecnología, la nanotecnología, la tecnología de la información, la neurociencia, la robótica y también la eugenesia. ¿Puede el cuerpo humano considerarse simple material biológico y quedar al albur de cualquier avance tecnológico?

Más allá de curar enfermedades, se busca mejorar al que no está enfermo (*human enhancement*) con técnicas genéticas, con tecnologías potenciadoras de las funciones cerebrales u otras como las de elección reproductiva o las de procedimientos criónicos.

El cuerpo participa de la compleja estructura del ser humano. Cambiarlo implica alterar su constitución. Nos estructura también una inexcusable dimensión social que interactúa con el medio y cuya sede es la carne, que media entre el *yo* y el mundo. La intimidad se expresa en el cuerpo, la dimensión carnal de lo humano con la que todo varón y mujer puede expresarse. Así las cosas, ¿qué significa la mejora del cuerpo? ¿Mejorar la empatía con unas dosis de oxitocina? ¿Mejorar la capacidad cognitiva con un poco de Ritalín? Quienes pregonan estos medios no parecen conocer debidamente la factura psicosomática que a largo plazo pagan quienes, cautivados por ficciones inalcanzables, se entregan al hábito de consumir medicamentos. Además de la negligencia de aplicar técnicas aún no perfeccionadas, se insinúa otro riesgo: el de degradar el cuerpo a objeto de mercadería.

Mientras se perfeccionan las aplicaciones técnicas, hemos de mejorar nuestra formación intelectual y humanística, no sólo la profesional. Como ha señalado el ensayista y filósofo de la Universidad de Sevilla Francisco Rodríguez Valls, «lo más extraño es que muchos se apunten al transhumanismo sin ser antes humanistas», es decir, sin conocer el valor intrínseco de lo humano despojado de todo aditivo tecnológico. Si bien la sola compasión promueve el uso de la técnica con fines terapéuticos, ¿qué necesidad hay de mejorar al no-enfermo? Será cuestionable si significa someter el cuerpo a modas de temporada u otros intereses espurios. El lector tiene la responsabilidad de conocer las propuestas antropológicas de este manifiesto, cuya noción de la naturaleza humana abre un horizonte repleto de novedades morales y sociales de consecuencias imprevisibles tanto para nuestro patrimonio cultural como genético, para nuestra dignidad como seres libres y, en suma, para nuestro futuro como especie.

La evolución continúa. Ahora es, sobre todo, técnica y social. La cultura ha tomado el relevo. Internet es un cerebro global todavía en período gestante que nos vincula a todos a la velocidad del electrón. La complejidad continúa su galope y la ciencia, como corresponde, no discierne sobre intenciones. Nuestros cerebros poseen todos los estratos de la evolución de la inteligencia. Cuando se forma en el vientre materno, el cuerpo humano recorre aceleradamente el camino de la evolución animal. Sea nuestra visión científica o mística, lo esencial es que somos una mota de polvo, una chispa única e irrepetible en el conjunto del universo. Sería una verdadera pena que cometiéramos el error de olvidarlo.

**

En comparación con otros planteamientos contemporáneos, las cuestiones relacionadas con la «mejora» biotecnológica parecen abstractas, remotas y quizá para algunos demasiado filosóficas. Las preocupaciones que hemos planteado resultan también complicadas y difíciles de formular en términos generales, sobre todo porque los diferentes poderes con base tecnológica realmente plantean gran diversidad de cuestiones éticas y sociales. Somos conscientes de que preocuparse por estas perspectivas –que ya no tienen un carácter tan futurista– puede resultar pretencioso y un poco autoindulgente en medio de un mundo en el que millones de personas mueren cada año de desnutrición y deshidratación por falta de tecnologías civiles, de educación y atención sanitaria básicas. Sin embargo, este impulso hacia la perfección de la bioingeniería da forma a una de esas olas del futuro que ha llegado de improviso a la orilla de nuestro presente. Si no tenemos cuidado, podría arrastrarnos mar adentro, donde sólo encontraríamos la oscura profundidad marina. Ya se puede apreciar cómo los recientes avances sanitarios, más que satisfacción, producen un apetito voraz. Es evidente que los programas de investigación en neurociencia sobre el funcionamiento de la mente y las bases biológicas del comportamiento se destinarán a aumentar estas capacidades bajo la tentación de alterarlas. Las decisiones actuales sobre clonación humana, elección de sexo, selección genética de embriones o prescripción de psicótropos a niños pequeños están ya rediseñando el mundo; nuestros descendientes heredarán una forma de vida que seguramente no puedan elegir según sus posibilidades de búsqueda de utopías o ideales. Ahora nos corresponde a nosotros rumiar estas cuestiones. Tenga el lector presente que, aunque hasta ahora hayan tenido escasa repercusión allende los muros de la academia, los argumentos sobre la distinción entre terapia y mejora humana, también la preocupación por alterar la estructura profunda de la acción humana mediante intervenciones biotecnológicas, siguen siendo motivos de discusión en distinguidos contextos académicos. La preocupación por el impacto de las tecnologías de la *mejora* en la formación del carácter y la experiencia humana es un tema recurrente en la literatura de habla inglesa sobre ética de la biotecnología. Por tanto, algunos de los conceptos presentes en estos párrafos ya han sido documentados en la prolífica literatura anglófona. También diversos autores españoles, desde el ámbito de la filosofía y el derecho, han ofrecido marcos teóricos y prácticos para abordar los desafíos éticos y jurídicos que plantean estos avances. Sin embargo, la forma sintética en la que aquí se presentan y se relacionan quizá, ojalá, contribuya a que el público general de habla hispana comprenda mejor las razones por las que en estos debates nos jugamos el patrimonio corporal y genético de la humanidad y, por tanto, el futuro de nuestra especie.

LOS *MILAGROS* DE LA BIOTECNOLOGÍA

L A BIOTECNOLOGÍA PUEDE MODIFICAR LAS CAPACIDADES
y actividades del cuerpo humano y de la mente
que afectan al ciclo de la vida humana en todo su
recorrido, de principio a fin. Pueden prevenir la fertilidad
o promoverla; pueden iniciar la vida en el laboratorio y
continuarla en un útero artificial; pueden examinar nuestros genes, tanto en el embrión como en la edad adulta,
y seleccionar o rechazar la vida naciente según criterios
genéticos; pueden insertar nuevos genes o células madre
pluripotenciales en otro organismo ya adulto y, ahora
también, en gametos y embriones de otras especies con
vista a mejorar el rendimiento y la resistencia muscular, a
reemplazar órganos naturales o mecánicos y conectarnos
a ordenadores mediante chips implantados en el cuerpo y el cerebro; pueden alterar la memoria, el estado de
ánimo y la capacidad de atención mediante las llamadas
drogas psicoactivas; y pueden prolongar no sólo la esperanza media de vida sino también la máxima. Aunque
la disponibilidad de algunas de estas potencialidades se
haya demostrado sólo en animales de laboratorio, otras
se emplean ya en seres humanos. Es importante recordar
que estos poderes, en origen, no fueron desarrollados con
el propósito de producir seres perfectos o *poshumanos*,

sino con el de prevenir y curar enfermedades y revertir discapacidades. La perspectiva de la interacción máquina-cerebro y la implantación de dispositivos nanotecnológicos comienza con fines terapéuticos, como conseguir que los ciegos vean y los sordos oigan. Sin embargo, hay un «doble juego o uso» en la mayoría de estos poderes, impulsados por el afán humano de «mejora» y por los agentes comerciales, que detectan oportunidades de mercado en otras indicaciones no terapéuticas y de cuya capacidad de seducción deberíamos estar prevenidos. Las técnicas y los poderes pueden generar deseos donde antes no existían y, con frecuencia, los acontecimientos toman un curso que nadie puede prever. Más que la técnica, quizá interese la reflexión sobre los probables fines a los que ella y sus poderes están dispuestos a servir: cuerpos sin edad, almas felices, niños mejores, sociedades pacíficas y cooperativas.

En relación con los objetivos de la superación personal, los esfuerzos por preservar y aumentar la vitalidad del cuerpo o mejorar la felicidad del alma son quizá los menos controvertidos, tal vez los más coherentes con los objetivos de la medicina y la psiquiatría modernas –mejor salud, mayor tranquilidad– y probablemente los más atractivos para la mayoría de los potenciales consumidores. Conviene recordar que estos objetivos inspiraron a los grandes fundadores de la ciencia moderna: cuerpos sanos, almas sin conflictos y hombres liberados de la tiranía de la edad.

En cuanto a la búsqueda de «cuerpos sin edad», no sólo es posible reemplazar partes desgastadas o potenciar partes normales o indemnes, sino que –algo aún más radical– se podría retardar o detener el proceso de envejecimiento biológico. Con respecto a lo primero, la posibilidad de sustituir lo desgastado, hoy contamos con el trasplante de órganos y la medicina regenerativa, que permiten la sustitución de los tejidos deteriorados por otros producidos a partir de células madre. En cuanto a potenciar o mejorar tejidos no dañados, una precisa modificación genética para los músculos con la inyección del gen del factor de crecimiento los mantiene vigorosos y libres del desgaste de los años –ya se ha utilizado para producir poderosos músculos en ratones– y está disponible para el tratamiento de la distrofia muscular y la debilidad muscular en los ancianos, aunque también comienza a despertar el interés de entrenadores y personas que pasan horas diarias haciendo ejercicio para esculpir su musculatura. Y, con respecto a la última posibilidad, debemos tener en cuenta ciertos descubrimientos recientes en genética del envejecimiento que han demostrado cómo la esperanza de vida máxima de gusanos y moscas puede aumentar dos o tres veces mediante alteraciones en un solo gen, un gen, por cierto, que está presente en mamíferos.

En lo relativo a la búsqueda de la felicidad, es cierto que hoy se puede eliminar la angustia, producir estados de euforia transitoria y diseñar condiciones más estables de buen humor. Desde hace tiempo existen medicamentos disponibles que, administrados rápidamente en el momento de la formación de la memoria, atenúan marcadamente los contenidos emocionales dolorosos de los recuerdos recién formados en circunstancias adversas. Hay euforizantes simples, como el éxtasis, el precursor del «soma» de Huxley, y también antidepresivos y estimulantes del estado de ánimo poderosos y relativamente seguros, tales como los inhibidores selectivos de la recaptación de serotonina (ISRS), capaces de cambiar por completo nuestra forma de ver la vida.

La clave para emprender una evaluación moral es disponer de una descripción precisa. En este ámbito la cuestión terminológica es, además de compleja, difícil. Se ha abordado mediante la distinción entre «terapia» y «mejora». El término «terapia» señala el tratamiento de personas con diagnóstico conocido de alguna enfermedad o discapacidad; el de «mejora», por su parte, se refiere al uso del poder biotecnológico para alterar, mediante intervención directa, no ya procesos patológicos, sino el funcionamiento «normal» del cuerpo o la psique humanos, sea a través de drogas, ingeniería genética, implantes mecánicos u ordenadores adosados al cuerpo o al cerebro. Así, por ejemplo, la terapia génica para la fibrosis quística o el Prozac para la depresión pueden considerarse un bien; la inserción de genes para mejorar la inteligencia o los esteroides para los atletas olímpicos, en cambio, plantean dudas. Por ahora, los sistemas de salud y las compañías de seguros han aceptado la distinción y se acogen a financiar sólo el tratamiento de enfermedades. No obstante, esta simplificación conlleva algunos problemas para el análisis ético.

El concepto de mejora es problemático porque no sabemos a priori qué significa exactamente «mejor» y, si es mejor, tampoco se sabe bajo qué estándares o criterios. Por «mejora» se puede entender tanto la memoria mejorada como el borrado selectivo de la memoria. Si se define «mejora» en oposición a «terapia», aumentamos las dificultades con las definiciones de sano y enfermo, normal, anormal y superdotado, especialmente en el área de las funciones y actividades conductuales o psíquicas. La «salud mental» tampoco se diferencia con claridad del «bienestar psíquico» o de la felicidad. Y algunos diagnósticos psiquiátricos –distimia, hiperactividad, trastorno de oposición–, también otras etiquetas, pueden resultar excesivamente vagos. Además, entre las diversas cualidades humanas (como la altura o el coeficiente intelectual) que se consideran «normalmente», no está claro si el promedio también opera como norma o la norma, por el contrario, está sujeta a alteración. Habría que responder por qué es terapia administrar la hormona del crecimiento a una persona con enanismo genético, pero no lo es si se administra a otra de baja estatura que se encuentra mal con su talla. Y, en cualquier caso, si los bajos alcanzan la estatura del promedio, los de esta zona de la curva, que ahora se verán rebajados, podrían reclamar también la terapia con hormona de crecimiento. Los argumentos innecesarios sobre si algo es o no una «mejora» se interponen en el camino de la pregunta adecuada: discernir cuáles son los buenos y malos usos de la biotecnología, así como qué hace que una indicación sea «buena» o sencillamente «aceptable». Del hecho de que una droga se tome sólo para satisfacer los propios deseos no se sigue necesariamente que su uso sea objetable. Por el contrario, ciertas intervenciones pueden servir para restaurar la integridad de lo que podría parecer una función natural; por ejemplo, permitir que las mujeres posmenopáusicas queden embarazadas o que los hombres sigan practicando tenis profesional a los sesenta años. No está claro que el significado humano y la evaluación moral queden resueltos con la palabra «mejora» como tampoco lo está por la naturaleza de la intervención tecnológica en sí. Esta última observación apunta a una razón más profunda por la que esa distinción entre lo que es curar y lo que es mejorar tiene un valor ético o práctico limitado. Porque todo lo humano cuya curación se busca mediante la terapia biotecnológica es por naturaleza finito y frágil, con o sin medicina. El cuerpo sano decae y sus partes se desgastan. La mente sana se vuelve lenta y olvidadiza. El alma tiene aspiraciones que van más allá de lo que incluso el cuerpo sano está en condiciones de realizar y se cansa a causa de la frustración que esto produce. Aun en su estado óptimo, el cuerpo humano fatigado y limitado rara vez puede cumplir a la perfección los deseos básicos del alma. Además, existe una amplia variación en los dones que la naturaleza otorga a cada uno: algunos nacen con la vista perfecta, otros nacen ciegos; algunos guardan bien los recuerdos, otros olvidan inmediatamente lo que acaban de aprender. Y lo mismo que ocurre con los talentos también ocurre con los deseos y los temperamentos: algunos anhelan una fama inmortal y otros simplemente una vida cómoda. Aparentemente suelen ser los más dotados y ambiciosos los que más lamentan sus limitaciones.

Como resultado de nuestra condición *enfermable* –expresión que con frecuencia utilizaba Pedro Laín Entralgo–, los seres humanos hemos fantaseado desde la noche de los tiempos con la superación de las limitaciones del cuerpo y del alma, en particular las limitaciones del deterioro corporal, la angustia psíquica y la frustración por nuestras imposibles aspiraciones. Los sueños de perfección humana, así como las consecuencias funestas de su empecinada persecución, fueron temas fundamentales de la tragedia griega. En sus mejores ediciones, esos sueños no han dejado de ser hasta hoy pura licencia poética y sus perseguidores acabaron desgarrados en el intento. Pero los éxitos del siglo XX se alzan hasta el punto de que los sueños por liberarnos de nuestras limitaciones naturales pueden convertirse ahora en imperativos morales. Así, gracias a la tecnología biomédica, las personas se verán cada vez más tentadas a hacer realidad esos sueños de cuerpos eternos y siempre vigorosos, almas dichosas y logros excelentes a través de un mínimo esfuerzo. Aquí conviene preguntarse qué puede haber de malo en los afanes por mejorar la naturaleza humana para intentar, con ayuda de la tecnología biomédica, conseguir cuerpos eternos con almas pletóricas. Se han ofrecido diversas razones que, analizadas en detalle, pueden iluminar la cuestión.

Las objeciones planteadas generalmente al uso de biotecnologías que van más allá de la «terapia» reflejan los valores dominantes de la modernidad, tales como la salud, la igualdad, la espontaneidad o la libertad. En una cultura obsesionada con la salud, la primera razón para preocuparse por cualquier nueva intervención biológica debería ser la seguridad. Los atletas que toman esteroides deben saber que pueden sufrir con alta probabilidad problemas cardiovasculares prematuros. Los estudiantes que toman anfetaminas deberían ser conscientes de que a largo plazo pueden dañar los receptores de dopamina de sus ganglios basales y quedar más expuestos al riesgo de padecer Parkinson en el futuro. En general, ninguna sustancia farmacológica, ni mucho menos las utilizadas con fines de autoperfección, está exenta de riesgo. Claro que también hay muchas cosas buenas en la vida que conllevan riesgos y que las personas libres, si están debidamente informadas, pueden elegir legítimamente. No obstante, cuando se ha demostrado que ciertas intervenciones son peligrosas, muchas personas las evitan. Desde un punto de vista ético tiene sentido no machacarse la salud en el intento de estar no ya bien, sino excepcionalmente bien. Por otro lado, si las intervenciones funcionan y realmente son muy deseadas, cualquier persona puede aceptarlas libremente a riesgo de sufrir daños irreparables. Dicho esto, los problemas de seguridad no representan las cuestiones de mayor calado. Las verdaderas cuestiones exigen reflexionar sobre los poderes perfeccionados, aun suponiendo que puedan utilizarse con seguridad. Los dilemas morales sobre riesgos y daños corporales no distinguen si las intervenciones médico-quirúrgicas tienen por objeto tratar una enfermedad o sólo mejorar algún aspecto del psicoorganismo.

Una objeción que se ha formulado al uso de potenciadores personales, especialmente a los participantes en actividades competitivas, es que ofrecen ventajas injustas: dopaje sanguíneo o esteroides en los atletas, estimulantes en los alumnos... Aun si todos pudieran acceder a las mejoras —sean los implantes cerebrales, las mejoras genéticas de la fuerza muscular o los fármacos que potencian la memoria, la capacidad atencional o de cálculo—, subyacería una inquietud más profunda. Pero no todas las actividades de la vida están orientadas a la competición. La cuestión de la justicia distributiva entraña mayor complejidad que el asunto de las ventajas injustas, sobre todo si existen diferencias entre aquellos que tendrían acceso y aquellos que no a la mejora biotecnológica. El argumento puede ser aún más poderoso si consideremos el gasto de dinero y energía en tales sutilezas como una mala asignación de los recursos limitados en un mundo en el que las necesidades básicas de salud de millones de seres humanos están sin resolver. Es un dilema relevante de política pública. Pero, una vez más, las desigualdades respecto al acceso no eliminan las dudas que suscitan las mejoras en su propia esencia. Resulta paradójico que en el debate sobre el aborto o la selección eugenésica no se considere relevante el riesgo de deshumanización y, en cambio, sí sea objeto de acaloradas discusiones la posibilidad de que las personas con menos recursos no tengan el mismo acceso a los peligros de la biotecnología. El dilema más difícil de resolver —y que sobrepasa al de la igualdad de acceso— quizá sea el de discernir el bien del mal en lo que se ofrece.

Otra última objeción subraya el hiato entre libertad y coerción evidente o sutil en relación con el poder biotecnológico que ejercen unas personas sobre otras, ya sea para el control social, por ejemplo, en la vigilancia del aula o para la mejora en la selección genética del sexo del futuro niño. Hay peligro de tiranía cuando los padres imponen su voluntad a los hijos sin considerar su independencia o sus necesidades reales. El control parcial sobre el genotipo (el padre que selecciona los genes del hijo para que en el futuro desarrolle cualidades con las que él siempre había soñado) se sumaría al elenco de instrumentos despóticos de control parental. Este es, de hecho, uno de los argumentos centrales contra la clonación humana: la acusación de tiranía genética de una generación sobre la siguiente. También existen limitaciones sutiles de la libertad cuando lo que está permitido y ampliamente utilizado se vuelve obligatorio. Si la mayoría de los niños reciben medicamentos para mejorar alguna cualidad física o del carácter, no proporcionarlos podría considerarse una forma de negligencia. Al igual que con muchas intervenciones de cirugía estética, las tecnologías de mejora del futuro probablemente se sometan a los dictados de la moda.

Esta forma de restricción de la libertad —el dilema de la igualación sumisa— esconde un profundo y grave peligro. Las aplicaciones no terapéuticas de las nuevas tecnologías, especialmente donde se generalizan, suelen servir a los deseos humanos más primarios y conducen, de ese modo, a una sociedad más estandarizada y vulgar si cabe, reduciendo las posibilidades de libertad individual y de grandeza genuinas. Tocqueville había advertido de los efectos niveladores de la democracia, hoy disparados y disparatados por una capacidad tecnológica que los consolida y los puede transformar en irreversibles. Teniendo en cuenta que en la vida convencional se necesita una enorme fuerza de voluntad para mejorar el ánimo, sin que eso garantice alcanzar la alegría, sería difícil renunciar a una tecnología que la proporcione sin esfuerzo. Los efectos sociales adicionales de esas elecciones, vistos en conjunto, podrían conducir a una mayor exaltación de la espontaneidad contemporánea, a mayor estulticia y tragedia entre los más vulgares, al extravío de las satisfacciones genuinas, voluntariamente buscadas, en un mundo que se las concede a todos sin dificultad. Huxley lo sugiere en *Un mundo feliz*: los poderes biotecnológicos utilizados para producir satisfacción, de acuerdo con los gustos democráticos, amenazan el esfuerzo humano y, con ello, las posibilidades de alcanzar la excelencia. Pero, una vez más, por importante que sea esto como cuestión social y política, no resuelve el problema para los individuos. Admitamos que podemos decir poco para justificar el desasosiego que producen las decisiones personales si se dispone de la ingeniería genética con la que mejorar supuestamente el rendimiento o de los medicamentos con los que mejorar el estado de ánimo. Pero aplicar tecnologías seguras, utilizadas libre y responsablemente y al margen de la moda para la «superación» personal, plantea también dilemas éticos que conciernen a la misma esencia de la actividad: el uso de medios tecnológicos para intervenir en la psique y en el soma humanos con el fin de mejorar lo que ya funciona bien.

¿Qué puede haber de malo o inquietante en ello? Seguramente resultara grotesco contemplar a una leyenda del deporte de sesenta años competir en igualdad de condiciones con un deportista de élite de veinte. Quizá sea parecido al rechazo que provocan intervenciones para que un varón pueda amamantar a un bebé... No es fácil transmutar el lenguaje del asco en lenguaje moral, pero puede que, más allá de prejuicios frívolos, esta aversión atesore en lo profundo su propio valor. A priori podría decirse que estas actitudes no se adecuan ni a la naturaleza ni a la dignidad humanas. El distinguido especialista en bioética británico John Harris ha expresado gran entusiasmo por el «futuro poshumano» y suele desestimar las reservas de los críticos calificándolas de arbitrarias o de irracionales. En palabras del profesor de Dartmouth

College Ronald M. Green, «no son más que meros sesgos del *statu quo*». Lo cierto es que es posible presentar argumentos razonados y razonables contra ciertas tecnologías de la mejora.

Jugar a los dioses

Q UIEN CONOCE LA TRAGEDIA GRIEGA RECHAZA LA arrogancia y la presunción de alterar lo que Dios ha ordenado y la naturaleza ha producido. No es tanto el afán de usurpar el poder divino como el de hacerlo sin el debido conocimiento, sin sabiduría. La realidad ignorada se transforma en la diosa del caos, el gran monstruo reptiliano de lo desconocido. Puede que ahí radique la razón del intelectualismo ético de Sócrates, que identifica pecado e ignorancia. Los ambientalistas han defendido enérgicamente el respeto a la madre naturaleza. Nos instan a aplicar un principio de precaución con intervenciones cuidadosas sobre ella, a excepción de cuando se trata de nuestra propia naturaleza. Pero también el psicosoma humano, complejo y de delicado equilibrio como resultado de eones de evolución, corre un alto riesgo con cualquier intento imprudente de «mejorarlo». Estos riesgos no se concentran sólo en las consecuencias no deseadas; también en el desconocimiento de la naturaleza y, finalmente, en la calidad moral de los fines. Dominar los medios de intervención sin conocer los objetivos o su bondad no es, de hecho, dominar nada en absoluto. Sin el conocimiento de los fines, las metas serán fijadas por algún impulso, capricho o deseo. Parafraseando a C. S. Lewis, lo que parece ser el dominio de la naturaleza por parte del hombre es en realidad, y en ausencia de un conocimiento guía, el dominio de la naturaleza sobre el hombre. No puede existir algo parecido a una evasión total de nuestra propia naturaleza. Pretenderlo es una forma de autoengaño peligroso.

Ese afán de alterar la naturaleza humana mediante la biotecnología nada tiene que ver con la medicina. Conviene no confundir la práctica de la medicina con la búsqueda de la perfección física y psíquica. Cuando la medicina pone medios para restaurar alguna desviación de la integridad natural de un paciente, actúa al servicio de los poderes de autocuración de la naturaleza. ¿Cómo debemos entender esta forma particular de inquietud acerca de la biotecnología? Michael Sandel, premio Princesa de Asturias de 2018, preparó hace unos años un documento de trabajo para el Consejo Presidencial sobre Bioética de EE. UU. donde ofrecía una objeción muy interesante a esa arrogancia. Al problema de los esfuerzos biotecnológicos por mejorar y recrearnos a nosotros mismos lo llama «hiperagencia, la aspiración prometeica de rehacer la naturaleza, incluida la naturaleza humana, para servir a nuestros propósitos y satisfacer nuestros deseos»[3].

Para este filósofo moral, la raíz del problema es tanto intelectual como ética: incapacidad para comprender y para respetar los «dones» del mundo. Reconocer los dones de la vida es reconocer que nuestras capacidades no son completamente obra nuestra, ni propiedad completamente nuestra, a pesar de nuestros esfuerzos por desarrollarlos. Apreciar el don de la vida limita todo proyecto prometeico e impone una cierta humildad. Y, aunque se trate de una sensibilidad religiosa, su recorrido y sus consecuencias van más allá.

La crítica de Sandel da en el clavo. Aceptar que los dones de la naturaleza –incluidas las capacidades humanas para alterarla– no son de creación humana puede inclinarnos a la humildad. Ahora bien, los dones de la

---

[3]   La referencia a la «hiperagencia» y la crítica a la manipulación biotecnológica de la naturaleza humana está explícita en las obras de Michael Sandel. Su libro *The Case Against Perfection: Ethics in the Age of Genetic Engineering* ofrece una extensa argumentación contra los esfuerzos por mejorar la condición humana a través de la biotecnología; y sostiene que tales esfuerzos representan una aspiración prometeica de dominar la naturaleza sin entender sus consecuencias y sin respeto por los dones inherentes de la vida.

naturaleza también incluyen la vejez, la enfermedad y la muerte. La naturaleza no reparte sus dones entre todos con la misma generosidad. La modestia que nace de la gratitud por lo «dado» puede permitirnos reconocer que no todo en el mundo está abierto a la manipulación que deseemos. La mayoría de los dones de la naturaleza tiene su propia esencia. Intentar transgredir los límites impuestos para convertir al hombre en más que un hombre es una desmesura del orgullo, conocida en la antigüedad griega como *hybris,* la mayor de las incurias. Necesitamos una comprensión y un respeto especiales por el don de nuestra propia naturaleza y la de nuestros semejantes. Por tanto, hay un don humano, una humanidad digna de ser respetada, ya sea tal y como la encontramos o como podría llegar a ser en caso de perfeccionarla sin alterar su sustancia. Si hay algo hermoso en lo dado, debe servir como fuente de restricción contra cualquier intento por degradarlo. Podemos desarrollar la bioingeniería humana sólo si vemos lo inherentemente bueno o digno en la procreación, en la finitud de la vida, en los ciclos humanos con sus ritmos de ascenso y decadencia; sólo si hay algo inherentemente bueno en las formas en que nos relacionamos con el mundo como espectadores, como aprendices y como buscadores de nuestra excelencia en cualquier ámbito al que seamos llamados, sólo entonces podremos comprender por qué es necesario respetar profundamente esos aspectos de nuestra naturaleza. Por esa razón una visión ética enriquecida comienza por matizar el bien humano y los aspectos de nuestra humanidad que, justamente apreciados en su valor, la biotecnología puede honrar o amenazar.

DE MEDIOS Y FINES EN BIOTECNOLOGÍA

¿CÓMO LLEGAN LOS EXCELENTES A SER EXCELENTES? Esta es la famosa pregunta del *Menón* de Platón, formulada en el comienzo mismo del diálogo: «¿Podrás, Sócrates, decirme si la virtud puede enseñarse?; o, si no pudiendo enseñarse, se adquiere sólo con la práctica; o, en fin, si no dependiendo de la práctica, ni de la enseñanza, ¿se encuentra en el hombre naturalmente o de cualquiera otra manera?».

Enseñar y aprender, practicar y formar son fuentes de desarrollo personal a nuestro alcance. El don natural o la dispensa divina, en cambio, no son prerrogativas nuestras. Hasta hace poco estos medios agotaban las alternativas para alcanzar la excelencia humana mediante el perfeccionamiento del don natural con el propio esfuerzo de aprendizaje y práctica perseverante. Ahora la biotecnología se suma a las posibilidades de mejorar de

178

manera automática –sin necesidad del arduo sacrificio de la enseñanza, el aprendizaje o la práctica– nuestros hábitos psíquicos o físicos.

Se ha visto que la inserción del gen del factor de crecimiento en los músculos de ratas y ratones les proporciona volumen y los mantiene fuertes y sanos sin necesidad de hacer gran esfuerzo. Los medicamentos para mejorar la memoria, el estado de alerta o la amabilidad podrían aliviar en gran medida la necesidad de esforzarse para adquirir estos poderosos hábitos. Algunos se oponen, de manera refleja, a tales medios por su condición artificiosa o antinatural, pero su objeción no es del todo convincente. El ser humano ha sido desde su origen el animal que utilizaba el arte de los medios para mejorar su suerte. Ha buscado constantemente, y por su propia naturaleza, formas de mejorar su vida a través de medios y dispositivos ingeniosos. Para complementar una dieta saludable, el descanso y el ejercicio, la medicina convencional se sirve de medios artificiales, desde medicamentos hasta cirugía e implantes mecánicos. Si el uso de medios artificiales está bien integrado en el acto curativo, no basta apelar a su antinaturalidad para rechazarlos. Sin embargo, en aquellas áreas de la vida humana en las que hasta ahora la excelencia se ha logrado sólo mediante disciplina y esfuerzo, puentear la voluntad humana con medicamentos, ingeniería genética o dispositivos implantados puede constituir una trampa para nuestro organismo. Los seres humanos debemos trabajar para alcanzar nuestros logros; ya sabemos que nada bueno se consigue sin cansancio. Aunque se prefiera la gracia natural del atleta, cuyo desempeño fluye –sólo en apariencia– sin esfuerzo, se admira a quienes superan obstáculos y luchan por alcanzar la excelencia.

Sin embargo, la cuestión del mérito y del esfuerzo disciplinado, aunque pertinente, no es el argumento más poderoso contra los atajos de la biotecnología. Porque el carácter no es sólo la fuente de nuestras acciones, sino también el resultado de estas. No se puede decidir personalmente el propio futuro si no se determinan los hábitos con los que optar a él. De esta manera, las personas con comportamiento trastornado que buscan «remedio» en los fármacos pacificadores, en lugar de en los propios esfuerzos, no educan sus sentimientos, sino que aprenden a desdeñarlos. Las personas que toman medicamentos para sepultar los recuerdos dolorosos no adquieren ni destrezas ni recursos para superar la tristeza, tampoco para lidiar con el sufrimiento que estructural e irremediablemente provoca el mundo. No le falta razón al sabio George Steiner cuando dice que «olvidamos que la mejor forma de deshonrar al ser humano es no exigirle aquello que es capaz de alcanzar».

Ahora bien, las cosas no son tan sencillas, en parte porque existen biotecnologías que pueden contribuir a la búsqueda de la excelencia sin trampear la realidad y, en parte, porque muchas de las excelencias de la vida no tienen nada que ver con el sacrificio ni con la adversidad en general. Los medicamentos para aumentar el estado de alerta, agudizar la memoria y reducir distracciones pueden, en realidad, contribuir a actividades naturales de aprendizaje o al cumplimiento de deberes cívicos. La cirugía para evitar el sudor de las manos en un músico, más que una trampa, puede considerarse una fuente de excelencia. Tampoco en las personas que participaron con peor suerte en el reparto de las cartas de la naturaleza debe considerarse tramposa la ayuda de la biotecnología. Sirva el ejemplo del caso de la hormona de crecimiento: esta puede ayudar a personas de baja estatura a recuperar mejor talla y afrontar naturalmente, con su propio esfuerzo, el desempeño de determinadas tareas u oficios. En realidad, el meollo no está en la naturaleza de los medios, sino en el peligro de que fármacos, biotécnicas o dispositivos auxiliares puedan violar o deformar la estructura profunda en la que se basa la acción humana. La mayoría de los esfuerzos de superación personal, ya sea mediante el entrenamiento o el estudio, revela una profunda relación entre las acciones emprendidas y las mejoras logradas, esto es, entre los medios utilizados y el fin perseguido. Hay una experiencia profunda del vínculo entre los fines y sus medios. Enfrentarse a situaciones difíciles puede ayudar en el futuro a superar el sufrimiento y a sobrellevar el miedo. Aun cuando el ser humano es paciente con la tediosa actitud formativa, al recibir recompensas y frustraciones, maestro y discípulo suelen comprender el contenido de los medios utilizados y su relación con el proceso de formación. Los futuros esfuerzos de superación personal, estimulados por la alternancia de elogios y reproches, serán siempre percibidos como obra de la persona que los realiza.

Por su parte, las intervenciones biomédicas ejercen sus efectos en el psicosoma sin que sus beneficiarios desempeñen esfuerzo alguno: pueden sentir sus resultados, pero no comprender su proceso ni su significado. Así ocurre con las drogas que anulan la tristeza en un periquete sin que se entienda bien cómo ni por qué ha ocurrido. En cambio, es perfectamente inteligible un estado de ánimo mejorado como resultado de un entrenamiento pertinaz en el estudio o en el deporte, en el servicio constante a los otros sin demandar contraprestaciones o en un logro laboral. Todos nuestros encuentros con el mundo pueden ser mediatizados, filtrados y alterados. La experiencia humana mediada por la intervención biológica se vuelve incomprensible y tiene algo de diabólica, pues escinde la actividad alterada del significado humano. Se interrumpen las relaciones entre el sujeto y el objeto de sus realizaciones y sus gozos. Ni siquiera una explicación científica del mecanismo de acción de las moléculas exógenas que han sido administradas contribuye a la comprensión de la experiencia. En realidad, la importancia del esfuerzo en el logro no radica tanto en los esfuerzos de un buen carácter pulimentado con el roce de las dificultades de la existencia como en la manifestación de la persona atenta y experimentada que toma las riendas de sus acciones. Es evidente que una parte cada vez mayor de la vida moderna es vida mediada; también la forma de relacionarnos con los demás está cada vez más mediatizada por la tecnología digital. Se puede argumentar que hay cambios en nuestra psique profunda y pérdidas deshumanizantes que acompañan a los grandes triunfos de la tecnología moderna. «Parecía que las máquinas se inventaron para liberarnos, para darnos más tiempo», dice Gustave Thibon en una de sus conferencias de mediados del siglo pasado publicadas recientemente en *Los hombres de lo eterno,* y sigue: «El progreso técnico, cuya función en principio es reducir nuestra esclavitud, en realidad nos esclaviza cada vez más». Cabe esperar que, mientras estas tecnologías no se implanten directamente en nuestros cuerpos o cerebros, puedan en principio permanecer a nuestro servicio y que nosotros podamos alejarnos de ellas libremente (aunque ya no sin esfuerzo); pero una vez que actúan en nosotros, más allá del alcance de nuestras decisiones, entonces seremos sujetos pasivos de su magia. Poco importa si elegimos someternos a ellas o no: el hecho de que alguien decida tomar alcohol o droga para mejorar su estado de ánimo no lo convierte en el agente responsable del cambio que va a experimentar. Se podría decir lo mismo sobre los logros mejorados: en la medida en que un logro resulta de alguna intervención extraña, queda desvinculado de aquel que lo persigue. Los logros personales que se alcanzan por medios impersonales ni son verdaderos ni son personales. Utilizar una calculadora para resolver ecuaciones no convierte a nadie en matemático. Pero a veces este asunto no es tan obvio: si el café intensifica mi estado de alerta o si algún medicamento me mantiene más tiempo despierto, podré estudiar más y demostrar que soy yo quien hace el esfuerzo por aprender. Aun así, si la excelencia implica no sólo acumular logros, sino permanecer presente, concentrado, en cada tarea acometida, el gozo genuino surge de saborear el nexo inextricable entre el actor y su acto. Cuando se abre una brecha entre ambos elementos, se perturba tanto la acción como la libertad y la responsabilidad humanas, lo que inhabilita para cualquier atisbo de gozo personal. Por fortuna, las mejores actividades de la vida corriente no son competitivas –amar, trabajar, aprender...– y se logran sin necesidad de recompensas externas: el único fin es permanecer presentes y centrados en la actividad misma. La estructura profunda del ser humano que trabaja de manera libre y responsable es lo que está en juego frente a las distorsiones que introducen las mediaciones biotecnológicas. Estos mejoradores biotecnológicos –especialmente los mentales– producen cambios en lo que Aristóteles llamó *energeia psyches*, es decir, en la capacidad atencional de la conciencia, cuyo fruto, cuando es plena, lleva a la excelencia humana. Las intervenciones biotecnológicas asaltan el campo de la conciencia y del significado y limitan la capacidad de gozar de experiencias de concentración genuinamente personales, gozo que hace de verdadero notario de nuestros logros. Considerar normal la naturaleza transformada implica olvidar todo cuanto hemos logrado y perdido.

Sócrates se niega a responder la pregunta de Menón sobre cómo se adquiere la virtud porque dice que ignora qué es en sí misma la virtud. La cuestión de los medios debe ceder ante la de los fines. De la búsqueda de los fines –cuerpos sin edad o almas que no conocen tristezas– se deriva la pregunta sobre si estos logros mejorarían nuestras vidas como seres humanos. Una pregunta demasiado importante para cualquiera.

Prevenir la decadencia, la discapacidad, la ceguera, la sordera, la debilidad, la fragilidad, el dolor y la fatiga puede mejorar la calidad de la vejez. Hemos logrado trasplantes de órganos para sustituir vísceras enfermas y terapias que, basadas en células madre en medicina regenerativa, revierten tejidos dañados tanto en la enfermedad de Parkinson como en lesiones de la médula espinal y otras enfermedades degenerativas. Si pudiese prevenir la debilidad muscular en la vejez o incluso proporcionar un mayor vigor para la realización de tareas físicas pesadas a lo largo de la vida, sería difícil impugnar la mejora genética de los músculos en la juventud. Si la investigación sobre envejecimiento cumple la promesa de añadir no sólo años a la vida, sino también vida a los años, rechazar estos procedimientos podría considerarse perverso. Pero hay algo que, aunque contrario a la intuición, no deberíamos obviar: muchos bienes humanos dependen del tiempo, del proceso de madurez y de envejecimiento, del ciclo natural de la vida humana, de tal manera que cada generación puede contribuir con sus aportaciones y dar luego las mismas oportunidades a la generación siguiente. No podemos imaginar qué ocurriría si todo el mundo viviera su ancianidad con un cuerpo que funcionara como a los veinticinco años. Esto admite que quizá sea mejor que la vida tenga su forma, que todo llegue a su tiempo, que llegue el momento en que un hijo supere a su padre en vigor físico y mental, que los mayores tengan motivos para una retirada oportuna. La experiencia demuestra que la prolongación moderada de la esperanza de vida vigorosa dilata la inmadurez funcional en los más jóvenes, esto es, que la vitalidad de los mayores podría ser directamente proporcional a la inmadurez de la generación más joven. Además, cabe pensar que la finitud no sea de las peores cosas de la vida humana, aunque se necesite mucho poderío interior para aguantar, sin extravagancias, el cotidiano envejecimiento. Ahora bien, la calidad de una civilización se mide por la atención que presta a los más frágiles, a aquellos que carecen de fuerza suficiente hasta para pedir la ayuda que necesitan. Por eso, la sociedad requiere personas compasivas y honestas que se ocupen de los ancianos, gente que trabaje en los hospitales, en la ayuda a domicilio. La sociedad necesita todo tipo de habilidades; no sólo cognitivas, sino también afectivas. No podemos vertebrar nuestro mundo sobre la racionalidad de los datos y la tecnología. Hemos defendido, en otro ensayo y en una decena de artículos en prensa, que la búsqueda de cuerpos perfectos y de una mayor longevidad puede distraernos de la más plena aspiración a la que, de forma natural, apunta la vida: lo que desde la antigüedad se conoce como «vida buena». Creemos, como expresó Plutarco con belleza, que «el hombre no viene al mundo para imponer leyes a la naturaleza, el destino o el azar, sino para bailar al son que tocan los dioses», y que la preocupación por la propia mejora de la atemporalidad puede ser finalmente incompatible con la asimilación de la exigencia de procrear y renovar la vida humana. Los ejemplos que un ser humano recibe de su mundo inmediato y familiar, mucho antes de que su yo exista como conciencia y autoconciencia, lo constituyen y lo moldean. Y esa influencia presubjetiva determina su actitud de confianza o desconfianza hacia la realidad, que se le presentará como amistosa u hostil, como habitable o inhóspita. Un mundo de ancianos es un mundo hostil para los niños; un mundo obsesionado con la salud y atemorizado por la muerte es una pésima herencia para la conciencia en construcción de los más jóvenes.

Quienes proponen añadir años a la vida humana consideran el tiempo de manera abstracta, como una dimensión homogénea y continua en la que cada parte es igual a la siguiente y el conjunto carece de patrón. Pero el tiempo vivido por cualquier vida natural tiene su trayectoria, con un patrón y un significado derivados, en parte, del hecho de que vivimos como eslabones de una cadena de generaciones. Por eso nuestra excelencia como individuos puede depender, en gran medida, de la bondad del ciclo natural de la vida: un tiempo de florecimiento, gobierno y abajamiento del yo, por un lado; y, por otro, un tiempo de saboreo, gozo y comprensión vinculado a los que nos siguen, por los que preocuparnos y asumir un discreto papel de apoyo y aliento.

¿Qué pasa con quienes son asistidos farmacológicamente en su felicidad? Los recuerdos dolorosos y vergonzosos son inquietantes; la conciencia de culpa perturba el sueño; la baja autoestima, la depresión y el cansancio del mundo machacan las horas de vigilia. Uno podría preguntarse por qué negarse a los bloqueadores de la memoria para el primero de los casos, a los estabilizadores del estado de ánimo para los segundos y a un buen euforizante cuando las ocasiones de celebración no resulten divertidas. Si los responsables de nuestro estado de ánimo son los desequilibrios de los neurotransmisores —el equivalente moderno a la doctrina medieval de los cuatro humores—, sería de necios rechazar la ayuda de la farmacia. Sin embargo, hay algo equivocado en la búsqueda de una tranquilidad farmacológica o en la eliminación médica de la vergüenza, la culpa o los recuerdos dolorosos. Son en realidad dolores psíquicos cuyo exceso y persistencia pueden resultar deletéreos para la salud humana. Pero también pueden ser útiles si son percibidos como una suerte de respuesta proporcional al horror y la conducta vergonzosa que, como tal, ayuda a evitarla en el futuro; o, como sugiere la expresión latina *pondus in altum,* pueden transformarse en un peso alado que, en vez de aplastar, eleva. Presenciar un asesinato debe recordarse como algo horrible, pero cometer un acto criminal debería perturbar el alma. La indignación ante la injusticia revela que sentimos su aguijón. Privarse de la memoria es, en consecuencia, privarse del propio ser. La mayoría de las personas quieren sentirse bien consigo mismas, pero eso sólo puede derivar de la constante práctica del bien. Finalmente, existe una conexión entre la posibilidad de sentir una profunda infelicidad y las perspectivas de alcanzar una cierta alegría interior. Para ser capaz de aspirar, uno tiene que experimentar la carencia. Existe un error de doble calibre en la búsqueda de cuerpos eternos y almas farmacológicamente dichosas: la realización humana depende de que seamos criaturas de necesidad y finitud y, por tanto, de anhelos y afectos.

He tratado de defender la finitud e incluso el elegante declive de las capacidades corporales; también la genuina alegría humana, considerando la satisfacción como la flor que adorna la actividad libre de obstáculos que ejercita el alma. El primer argumento remite a intuiciones homéricas y hebraicas; el segundo evoca a los filósofos griegos. Uno sospecha que incluso podrían vincularse, que el florecimiento humano genuino se funda en aspiraciones que nacen de nuestras deficiencias, esto es, de nuestro ser limitado e imperfecto. La excelencia humana no se experimenta con un cuerpo eterno o un alma encantada, sino con una vida vivida en los ritmos del tiempo, consciente de sus límites, de cada estación, de cada año cumplido y, sobre todo, de las relaciones íntimas, con las que nacemos, vivimos y envejecemos, declinamos y morimos... y lo sabemos. Es una vida orientada a alguna aspiración posible y nacida de la carencia, de la desproporción entre los anhelos trascendentes del alma y las capacidades inmanentes de nuestros cuerpos. Es una vida no de mejores genes y sustancias químicas potenciadoras, sino de amor y amistad, de gozo, de palabra y de actos, de trabajo y aprendizaje, de reverencia y oración. La búsqueda de un cuerpo sin edades finalmente es una enorme distracción, probablemente la mayor de las prodigalidades: «Un trajín que no sirve de nada, pero que entretiene muchísimo», como decía un popular humorista español de la televisión de mi infancia para referirse a una famosa crema hidratante. La búsqueda de un alma tranquila y satisfecha de sí misma es un deseo muy humano. Reconocer nuestra mortalidad estimula esa aspiración. La excelente aspiración sobre la que se actúa es en sí misma el núcleo de la supuesta felicidad. No es la longevidad o la satisfacción mantenida del psiquismo, ni siquiera el listado de logros de una vida, lo que necesitamos custodiar, sino más bien el hecho de permanecer en actitud comprometida, confiada y enérgica con aquello que la naturaleza nos ha donado de manera única. Aunque a veces no resulte tan bella, esta verdad es probablemente una de las formas más elevadas de belleza. Cualquier otro intento de perfección es, en el mejor de los casos, una ilusión pasajera y, en el peor, un trato fáustico que puede devastar la plenitud humana.

De medios y de fines en medicina

Algunos filósofos de la medicina han argumentado que, a través del debate, la profesión médica puede alcanzar consensos sobre los servicios que puede ofrecer. Y si un procedimiento médico alcanza la consideración de «intervención apropiada», el profesional que se niega a ofrecerlo, aun por motivos morales, puede estar conculcando una obligación fundamental. Tropezamos aquí con el conocido «equilibrio reflexivo» de Rawls. Si esta profesión es de elección voluntaria, el médico que se opone a un procedimiento sancionado por el consenso debería haber elegido otra profesión o, al menos, otra área de la medicina que no violente sus creencias. Sin embargo, la libertad de elección de la profesión no es una razón suficiente para que el profesional no ejerza su libertad de conciencia dentro de ella. Incorporarse libremente al ejercicio de la medicina no obliga a renunciar al derecho de objeción de conciencia; tampoco la profesión impone al médico la obligación de acometer toda práctica posible. Tal vez comprendiéramos mejor estos dilemas después de una deliberación colectiva de los fines que atribuimos a la medicina, partiendo de la premisa de que considerar la salud como «perfecto estado de bienestar» es tan irreal como frustrante.

Los abortos, en realidad, no proporcionan beneficio médico ni a la madre ni al feto y, en rigor, carecen de indicación médica. ¿Cómo obligar a un médico a practicar un aborto si, por motivos de conciencia, se opone a tratar un caso que no tiene fundamento clínico o terapéutico? Si el médico juzga que un procedimiento contraviene los fines de la profesión, no debe sentirse en la obligación de practicarlo. Si ciertos procedimientos socavan el bienestar del paciente, el deber fundamental del médico –que es proteger ese valor– entra en conflicto con el consenso alcanzado. Hace poco la Asociación Médica Canadiense elevó la eutanasia y el suicidio asistido a categorías de servicios médicos terapéuticos y, aunque a juicio de tantos profesionales la eutanasia no forma parte de los fines de su profesión, la participación de los médicos en esas prácticas adquirió carácter de norma. En realidad, la eutanasia no es un acto médico, ni una prestación sanitaria, por mucho que en ella participen los médicos. En todo caso, esta práctica constituye una exigencia de los Estados, que, para simplificar los procesos, instrumentalizan los sistemas de salud y, consecuentemente, a sus profesionales. El médico tiene la prerrogativa de abstenerse de proporcionar un servicio si sabe que hay otras formas alternativas de tratamiento. Por ejemplo, frente a la posibilidad de bloqueo hormonal de un adolescente, puede acogerse a la llamada «objeción de ciencia» que ampara el Código de Deontología Médica en España en su artículo sobre libertad de método y prescripción. No obstante, el hiato entre el consenso de la profesión con la ética del profesional no sería tan conflictivo si no fuera por lo utópicos que resultan algunos fines.

Nadie discute que la integridad moral sea un bien básico que, además de proteger al paciente, sitúa al médico ante su realidad profesional con una conciencia más limpia y oreada. Sería inquietante que el viejo oficio tratara ahora a sus profesionales como meros proveedores de servicios. El precio de la pertenencia al gremio resultaría irracionalmente elevado. Por ahora, ya se percibe entre los médicos un agotamiento y una insatisfacción que nacen, en parte, de la pérdida de autonomía y del mayor control y supervisión mediante las crecientes y tediosas tareas de gestión. Sin objetores de (con)ciencia, la profesión perdería la capacidad de aprender sus propias lecciones. Si se excluye una parte de la profesión del equilibrio reflexivo, la autocorrección degenerará en una corrección impuesta por el poder político. Pero la política actual se desarrolla en otro nivel, el puramente logístico. En él no se discuten los fines, sino que se negocian los medios. Nuestra tarea como médicos consiste también en salir a la arena pública e interaccionar socráticamente con la sociedad (Sócrates combatía a diario la pereza mental por amor a la verdad y apego a sus convicciones). En democracia, la emisión de votos no agota la soberanía, por mucho que la política prefiera mantener al pueblo ajeno a esas deliberaciones colectivas que tan necesarias resultan para una convivencia en paz. Es probable que, de impulsarse la deliberación colectiva de fines en medicina, estos fueran compartidos por la mayoría de las personas. Por eso he defendido que la bioética se halla entre los mejores foros para fomentar el debate y la educación en cuestiones de valor relativas a la frontera entre lo moral y lo legal del cuerpo.

Es evidente que la búsqueda del progreso tecnológico puede satisfacer determinados deseos humanos universales, como el de la salud, la longevidad, la comodidad o el de la diversión. Quizá por eso sea tan difícil imaginar una sociedad libre que no sea también tecnológica; en cambio, sí resulta posible imaginar sociedades tecnológicamente avanzadas, como la China, que no son verdaderamente libres. Vista como herramienta, la biotecnología constituye una excelente ayuda. Ahora bien, considerada como un fin en sí misma, puede transformarse en una amenaza a la dignidad humana y en una vía para convertir a los más débiles entre nosotros en meros recursos útiles, como ha ocurrido en la investigación con embriones o en la experimentación con sujetos humanos vulnerables. También nos expone al riesgo de vivir una realidad virtual en detrimento de la experiencia humana genuina.

Si, por un lado, y gracias a la biotecnología, la medicina moderna ha contribuido a prolongar la vida o a promover la movilidad geográfica, por otro puede estar promoviendo un cambio social cuestionable: un número cada vez mayor de ancianos que sufrirá muchos años de demencia y que requerirá mucho más cuidado de sus descendientes más jóvenes, quienes, en caso de existir, quizá vivan lejos. Aumenta la probabilidad de una vejez triste, decrépita y solitaria. En esta misma línea, el control de la natalidad y el consiguiente colapso demográfico parece abocar a Europa a una agonía lenta, inerme ante una generación más dedicada a buscar su propio bienestar que a transmitir su herencia cultural a sus descendientes. Quizá la vida tecnológica sea tan buena que los adultos no quieran compartirla con hijos dependientes. O quizá, en el fondo, los adultos tengan tan poca fe en el significado cósmico de la vida moderna que apenas sientan la necesidad de perpetuarla. Lo más paradójico de todo es que las regiones más prósperas del mundo son precisamente las que menos interés muestran en la procreación.

Quienes se enfrentan a estos dilemas del momento pueden buscar en el pasado ejemplos de grandeza y santidad, o en el futuro la posibilidad de una era de paz y prosperidad respaldada por la tecnología. Pero nunca se debería sucumbir a un progreso que olvida la fragilidad de la madera humana; tampoco al empuje de ideologías que confían más en la inteligencia que en la virtud. El progreso científico es bueno, a la vez que necesario y limitado: aunque pueda aliviar la desesperación antimoderna, es limitado porque la superación y el amor humanos nunca lo necesitaron para florecer. La virtud ha precedido a la modernidad; esperemos que la sobreviva.

IV.

– LA PLAGA ÚLTIMA –

L A EXPERIENCIA DE LAS EPIDEMIAS ES UNA REALIDAD
secular recogida con gran simbolismo por la literatura de todos los tiempos. Tucídides registró
la plaga ateniense del siglo V a. C. en su obra fundamental *Historia de la Guerra del Peloponeso*; Lucrecio le dedicó
los mejores poemas en *De rerum natura*. También Boccac-
cio comenzó *Decameron* con descripciones de la peste
negra que había asolado Florencia en el siglo XIV. En el
siglo XX, en sus obras maestras *Muerte en Venecia* y *La
peste,* Thomas Mann y Albert Camus han utilizado las
plagas como alegoría del mal que azota las sociedades de
su tiempo. En ellas hay personajes que niegan la realidad
de lo mórbido, como en la reciente plaga del Covid, que
fue también negada en su comienzo. Es posible que para
nuestra generación constituyese el primer acontecimiento histórico a escala universal. Fue una plaga distinta a las
de las obras literarias citadas. Un puñado de imágenes da

cuenta de su alcance: hospitales saturados, personal médico enfermo, ciudades desérticas, aeropuertos vacíos... En *Diario del año de la peste*, Daniel Defoe ficciona los horrores de la peste bubónica en el Londres del siglo XVII, unos cincuenta años después de que hubiera vivido aquella experiencia en su infancia. Asimismo, más allá de simulacros posmodernos, la representación mediática estuvo bien dotada de «presencias reales»: la vulnerabilidad de las instituciones políticas, económicas o sanitarias, o la sempiterna fragilidad de la naturaleza humana.

En aquel entonces, como consecuencia de la invisibilidad del virus, la humanidad entera era un único organismo, lo que resultó una trampa mortal que parecía transformar para siempre el mundo y restaurar de golpe rutinas y formas de organización obsoletas. En un mundo tan estrechamente conectado, los problemas de unos eran los problemas de todos y no cabía, por tanto, divisarlos con indiferencia. Aquella pandemia, más que una regresión a fantasmagorías pretéritas, podría haber sido un viaje iniciático en el que nuestra libertad individual y colectiva se elevaran para colmar de sentido una civilización que hacía de la ley del más débil su centro y raíz. Para una abrumadora mayoría social, la prioridad fue proteger a los ancianos, enfermos y niños en un escenario que había invertido el orden natural de las cosas: en su vanguardia, legiones de médicos y enfermeros protegían a los pacientes y hacían comunidad con ellos, a costa a veces de su propia vida; en cambio, el ejército y todas las fuerzas de seguridad velaban por la retaguardia, esa otra fuerza vital de millones de ciudadanos que, confinados en sus casas, dio testimonio de una solidaria responsabilidad. Una sociedad acostumbrada a la fiesta, al viaje y a la algarabía, en la que muy pocos de sus ciudadanos habían conocido una guerra, acogió ejemplarmente tanto el expeditivo confinamiento decretado por el gobierno como las penalidades económicas que entrañó. No obstante de todo eso, el muro de contención no se levantó con el material de la ideología o la política, sino con el depósito de compasión y cooperación de la urdimbre ciudadana.

Resultó bochornosa la incapacidad estratégica de la clase dirigente. La clave para arrostrar crisis como aquella radica a fin de cuentas en la cooperación y el conocimiento compartido de los ciudadanos, en la organización y estrategias horizontales entre ellos, en la solidaridad y la inteligencia colectiva y, sobre todo, en el olvido de las ideologías de toda laya (que, ya sabemos, no buscan conocer la realidad, sino justificar sus postulados y maquillar así el afán de dominio). Puede que el ser humano sea mezquino, pero cuando se trata de la supervivencia de los demás, se produce una suerte de mutación genética que lo impulsa a la adaptación y a la cooperación. La humanidad no ha hecho más que adecuarse y progresar en los diversos aspectos de su existencia. Sin embargo, no conozco forma más insidiosa y vetusta de violencia humana que la manipulación ideológica. Algunos pensadores cualificados captaban la realidad a través de reflexiones desinteresadas. De las situaciones apocalípticas derivan siempre lecciones morales; esperemos que el tiempo no malogre nuestra memoria. La humanidad no debería olvidar su destino común; tampoco que nuestra pacífica y solidaria coexistencia es un castillo de naipes. En alguno de mis escritos de aquellos meses invocaba las palabras de Sancho: «Señor, las tristezas no se hicieron para las bestias, sino para los hombres, pero si los hombres las sienten demasiado, se vuelven bestias: vuestra merced se reporte, y vuelva en sí, y coja las riendas a Rocinante...».

El holocausto hospitalario vivido por aquellas fechas despertó dos de las más perniciosas emociones que pueden latir en el pecho humano: el miedo y la tristeza. Miedo al ver que el reparto de tragedias del retorcido virus adquiría dimensiones legendarias. Y tristeza al saber que los más débiles, además de condenados a un archipiélago de soledades en las camas de UCI, fueron privados en muchas ocasiones de una buena muerte. Es fácil renunciar a la libertad —y a la razón— cuando se está cautivo de estas emociones. En medio de aquel bosque oscuro, recobraba inusitada claridad el significado de las palabras «frágil» y «vulnerable». En EE. UU., un nonagenario Kissinger reclamaba mayor cultivo de los valores de la Ilustración como fundamento necesario del contrato social, cuyas leyes e instituciones ofrecen seguridad a los ciudadanos.

Qué decir de esa otra crisis sanitaria latente que finca sus raíces en grandes urbes convertidas, a causa del estilo de vida, en basureros de la civilización. Algunos fruncen el ceño ante el comentario de este infortunio, cuando en realidad los deletéreos efectos sobre la salud humana, igual que los del maldito coronavirus, no discriminan razas, caudales ni fronteras. Sirva el ejemplo de Bangladesh; las catástrofes medioambientales arrasan allí vastas extensiones rurales y los consecuentes flujos migratorios –y la ponzoña y descomunal pobreza que tales flujos concentran en su megalópolis– producen cada año miles y miles de muertes prematuras por cáncer y enfermedades cardiorrespiratorias. O qué decir de las adicciones a las drogas y a la comida, que se extienden como plagas en las sociedades opulentas.

Rendido el debido duelo a nuestros muertos, conjurados los fantasmas del miedo y recobradas las rutinas de la vida corriente, no deberíamos olvidar lo que fue aquella experiencia colectiva. Una serena alegría, por encima de emociones primarias, surge de pensar que seguimos aquí, que se está aquí y ahora para responder libre y creativamente a las novedades de lo real. Recuerdo de aquel obligado confinamiento que renunciamos a muchas gratificaciones personales para afrontar colectivamente la magnitud de la tragedia. Al comienzo de la crisis pudimos apreciar cómo las iniciativas cívicas y sus estrategias horizontales resultaban más diligentes que las respuestas negligentes e impulsivas de un Estado que, devenido en estólido leviatán, decretaba el confinamiento obligatorio como único arsenal para defender a sus ciudadanos y espantar el miedo. Como tantas veces muestra la historia, el poder carece de luces largas para los problemas de gran alcance, cuya solución está siempre, a fin de cuentas, en manos del conjunto de los ciudadanos y de su capacidad de cooperación.

Los historiadores recuerdan que las ambiciones provocaron el hundimiento de todas las civilizaciones pretéritas. Ahora las ideologías distorsionan la reflexión sobre los excesos del globalismo, sobre el envenenamiento del medio urbano, sobre la pobreza o sobre el crecimiento sin tasa de los sistemas sanitarios. Se ha apostado por el progreso científico olvidando que su versión sanitaria, en la que hemos depositado tantas de nuestras esperanzas, conviven los trasplantes de órganos con la escasez de mascarillas o de personal de la limpieza. Las enfermedades infecciosas como la gripe común acaban cada invierno con la vida de miles de ancianos, lo cual no suscita suficiente indignación. Necesitamos responder a cada golpe del destino y engrosar el legado de experiencia para que triunfe el bien, que casi siempre se esconde en lo más prosaico y cercano. Es una forma de aprender a ser buenos huéspedes de la vida y a tener preparada la maleta.

Biopolítica y virus

ADEMÁS DE SOCAVAR LA SALUD, EL CORONAVIRUS de 2019 pudo también cercenar ciertos derechos humanos. Si una catástrofe natural o una pandemia amenaza la vida de la población, el gobierno puede habilitar un marco legal, el estado de alarma, y centralizar los mecanismos institucionales de protección. En ese periodo limitado puede requisar bienes, servicios e instalaciones, y adoptar medidas que antes habrían supuesto una conculcación de derechos básicos. Algunos países introdujeron una novedosa fórmula de vigilancia biopolítica: China utilizaba drones, cámaras de reconocimiento facial y tecnología de código de respuesta rápida para monitorizar los movimientos de sus ciudadanos. Corea del Sur o Singapur extraían datos de posición del sistema de redes de telefonía móvil, información de tarjetas de crédito e imágenes de vídeo para seguir la movilidad de sus gentes. Si bien estos métodos demostraron una cierta eficacia para contener los contagios y reducir la incidencia de la infección, nada se ha sabido del almacenamiento de esos datos, o de si tales procedimientos se siguen utilizando después de aquella amenaza. La adopción de medidas excepcionales para situaciones excepcionales está eventualmente justificada. El problema llegó cuando el gobierno, con el argumento de posibles nuevos brotes, decidía prorrogar el estado de alarma o normalizar medidas en sí mismas excepcionales, antes que aplicar las lecciones que la primera oleada vírica nos había enseñado: facilitar diagnósticos rápidos, con la correspondiente identificación de contactos, y comunicar la necesidad de mascarilla. Los mencionados países orientales han legalizado esas tecnologías de rastreo bajo pretexto de predecir comportamientos de riesgo.

En aquel tiempo excepcional, los hombres vivíamos bajo amenaza constante, algo que, más que llevar a «encontrar el sentido de ser», como había declarado Manuel Castells, un peculiar ministro del gobierno de entonces, nos conminaba a rendir a las autoridades nuestras libertades básicas. El miedo busca la supervivencia; ni la libertad ni la prosperidad. Algunos reguladores de salud, centros de investigación y proveedores de atención médica utilizaban ya datos personales. Si las tecnologías de rastreo son eficaces en la investigación sanitaria –mitigando conductas de riesgo, previniendo enfermedades, siguiendo a pacientes en tratamiento o para monitorización epidemiológica–, también lo son para la vigilancia omnímoda. Los ciudadanos no deberíamos ignorar que la recogida masiva de datos por razones médicas puede degenerar en un asfixiante control de la población. Nada indica que las democracias liberales estén vacunadas contra los abusos de poder.

La buena noticia es que las grandes crisis sociales han propiciado también formas positivas de reconstrucción del bien común y de derechos fundamentales. La ayuda que las mujeres ofrecieron durante la Gran Guerra motivó la extensión del sufragio. Tras la Segunda Guerra Mundial, Europa repensó sus sistemas sanitarios y vivió una edad de oro con la aparición masiva de antibióticos, vacunas, innovaciones en cirugía y en anestesia o con la cobertura sanitaria universal. Hoy, en cambio, el sistema atraviesa una edad de expectativas incumplidas y de irrealidad, demuestra escasa solidez y ofrece una sensación de burbuja como la que se dio en aquella crisis. No obstante, sabemos que los sistemas sanitarios son menos relevantes en la promoción de la salud que la educación, la higiene, los hábitos dietéticos o la vivienda. Así, si el debate de la reconstrucción eludiera derechos fundamentales, erraría el tiro al blanco de las garantías sanitarias. Bajo el sintagma «nueva normalidad», pueden alumbrarse formas de producir o gobernar de alguna manera derechos y libertades elementales. Las políticas sanitarias de monitorización ciudadana en el futuro deberán ser proporcionales a las necesidades de salud pública, transparentes y reguladas por organismos independientes. Y, por cierto, si menos de medio millón de muertes por Covid-19 han elevado la salud a rango de problema político mundial, ¿no cabría esperar la misma resolución contra los cinco millones de niños que cada año mueren por desnutrición?

DE VACUNAS

COMO MÉDICO INTENSIVISTA ESTOY FAMILIARIZADO con la toma de decisiones clínicas fundamentadas en datos. Pero recuerdo la angustiosa incertidumbre a la que tuvimos que adaptarnos durante la pandemia. Aun hoy, las vacunas contra el Sars-Cov-2 arrastran un reguero de cuestiones todavía oscuras: no se sabe con razonable certeza la eficiencia real de unas y otras, ni cómo actúan en quienes tienen mayor riesgo de enfermedad grave —los ensayos clínicos naturalmente se realizan con muestras de individuos sanos—, ni el tiempo que dura la inmunidad, ni qué capacidad tienen para reducir la transmisión del virus, etcétera. La confianza de los ciudadanos en estas vacunas se hundió después de que en EE. UU. se detuviera durante unos días la inmunización con la marca

Johnson & Johnson. Se identificaron varios casos de una enfermedad rara entre mujeres de menos de sesenta años, caracterizada por trombosis en vasos del cerebro y del abdomen y un recuento reducido de plaquetas en sangre. Aun así, se concluyó que su beneficio superaba el remoto riesgo de este efecto adverso. Poco tiempo después ocurrió lo mismo en Europa. La Agencia Europea del Medicamento investigó efectos parecidos en la vacuna de AstraZeneca, pero aquí no se ofrecieron indicaciones claras sobre riesgos y beneficios. La EMA calculó que los casos raros de trombosis aparecían en casi uno de cada cien mil vacunados y recomendó –salvo para quienes habían padecido el referido efecto adverso– completar la vacunación con dosis adicionales de la misma vacuna. Ante la desorientación generalizada, el Ministerio de Sanidad español se atrevió a aconsejar, en cambio, la combinación con otras vacunas en la segunda dosis (pauta heteróloga). La confusión estaba servida. Como era de esperar, cada vez más personas vacunadas y sin vacunar se volvían reticentes. Tales incidencias mostraban el evidente filo de la duda sobre el que basculaban las autoridades.

La vacunación ha protegido eficazmente a la comunidad. Además de las medidas preventivas elementales (lavado de manos o distancia física), también ha contribuido la inmunidad colectiva, adquirida tras la vacunación de las dos terceras partes de la población. Sin embargo, la inoculación comporta riesgos que deberían haberse comunicado pronto y de forma diáfana, para que la confianza social no se hubiera quebrado y sobreviviera, de esa forma, la ética científica. Ni siquiera la proliferación de datos confusos impedía la transparencia. No sorprende la preocupación que aquel caudal de noticias dispersas, fragmentarias y a veces contradictorias suscitó entre los ciudadanos. Si bien la pausa que ordenaron los gobiernos americano y europeo demostraba que los sistemas de monitorización estaban funcionando, es evidente que no lograron comunicar diáfanamente la información existente. Los ciudadanos necesitaban contextualizar los datos, más allá de conocer el número de afectados. Necesitaban saber qué significado tenía para ellos la probabilidad de un caso de reacción grave entre cien mil vacunados; comunicar en esa clave deberá ser un reto futuro para las autoridades responsables. Como clínico sé que las personas perciben el riesgo sanitario con una natural e inevitable carga de subjetividad. Por eso, hay dos elementos que deben considerarse inexcusablemente en la toma de decisiones: la probabilidad de que algo suceda y el impacto que ese algo representa en la vida de uno. No se trata sólo de conocer la probabilidad de que aparezcan dolores musculares después de recibir una dosis de vacuna de la gripe, sino saber también qué representan esos dolores para una situación personal. El significado de estos síntomas, por ejemplo, para un médico cargado de guardias será esencialmente distinto al que tenga para una persona, digamos, con tiempo libre para recuperarse. Al igual que en otros aspectos de la vida cotidiana, la transparencia es fundamental para preservar la confianza. Afortunadamente, se ha demostrado que informar sin ocultar incertidumbres no aumenta la confusión. En nuestro trabajo en la Unidad de Cuidados Intensivos constatamos que, cuando compartimos con la familia del paciente nuestras dudas, acepta esa actitud con comprensión y se siente más segura. Dice Amiel, autor del interminable *Diario íntimo*, que «la incertidumbre es el refugio de la esperanza». Por eso es tan importante que las autoridades comuniquen tanto lo que saben como lo que no saben, involucren a la sociedad en los debates, respeten las opiniones diversas y forjen así la confianza necesaria para afrontar nuevos debates.

CRUZANDO EL RUBICÓN

LOS BOSQUES, CUYOS ÁRBOLES ESTÁN CONECTADOS mediante redes subterráneas de hongos que intercambian recursos hidrominerales e información compleja, se configuran funcionalmente como un único organismo. Pando es un área de 43 hectáreas ubicada en Utah, EE. UU. Allí se asienta una colonia clonal de álamos que los científicos consideran como un único árbol, el organismo vivo más grande del mundo: sus 47.000 ejemplares están vinculados por un sistema de raíces que los hace genéticamente idénticos. Los místicos de todos los tiempos, y los físicos cuánticos desde el siglo pasado, han defendido que, en realidad, todo está conectado en un vasto universo de naturaleza inmaterial. El coronavirus demostró que en cierto sentido lo somos. La pandemia manifestó la estrecha conexión de la salud individual con el sistema político-económico, la ecología y los demás seres del planeta. Cada individuo permanece en ósmosis con el medio social y ecológico que habita. Todos los organismos liberan residuos y, al mismo tiempo, absorben las condiciones del ambiente. En nuestro tiempo nunca habíamos sentido de manera tan visceral la presencia de los otros. Y todo apunta a que ese plexo de conexiones no se limita a nuestra especie: la crisis medioambiental y el deterioro del hábitat está enredando otras criaturas y ecosistemas del planeta a la madriguera humana.

La plaga que acabamos de superar, de dimensión universal, ha torturado a los más frágiles: ancianos, enfermos, pobres, desamparados, etcétera. Puede que el Covid-19 haya sido otra forma de pandemia de la desigualdad. El inextricable triángulo que forjan la pobreza, el hacinamiento y la enfermedad es hoy en día conocido. Ahora bien, el llamativo velo del confinamiento ha ocultado otros errores que debemos recapitular con la distancia que ofrecen los pocos años transcurridos: se produjeron retrasos en los tratamientos de pacientes oncológicos, se reagudizaron las patologías de enfermos que no quisieron –o no pudieron– acudir a los hospitales, se deterioró la salud mental de muchas personas de todas las edades y aumentó, por último, tanto la violencia doméstica como el abuso infantil; sin contar con el incremento de enfermedades y muertes prematuras que se prevé en estos años a derivas de aquellas tasas de desempleo, de las que apenas nada se dice. A escala planetaria, y como consecuencia de la suspensión de las campañas de la vacunación convencional masiva, han resurgido enfermedades infecciosas que diezman, sobre todo, a la población infantil. Los modelos epidemiológicos sugieren un exceso de casi millón y medio de muertes por tuberculosis antes de que acabe la década. Confiemos en que esta última predicción resulte tan errónea como la de aquellos portavoces que, en nombre de la ciencia, disertaban en la tele cada mañana con la pompa y banalidad de los antiguos sacristanes de pueblo.

Dado que no somos entidades independientes e impermeables, sino vulnerables a la críptica estructura del mundo, conocer con premura la enfermedad y el tratamiento manifestó la importancia de algunos cambios en la investigación científica. Se empezaron a comunicar hallazgos científicos sin ocultar los andamiajes de su creación.

Los principales servidores publicaban a diario cientos de documentos sobre el Sars-Cov-2 sin esperar las lentas revisiones y sin la acostumbrada aureola de las verdades inapelables; por el contrario, extensas redes de científicos discutían públicamente sus diseños y resultados sin reservas ni demoras. Se cimentaron consorcios entre académicos y grandes corporaciones que aceleraron los complejos proyectos de investigación. No existe precedente de la reducción de los tiempos en I+D en los centenares de ensayos que se probaban a escala mundial, ni de la capacidad de los laboratorios para suscribir alianzas con gobiernos o con otros centros de investigación. La colaboración de un grupo de investigadores de diversas nacionalidades permitió la publicación en enero de 2021 de la secuencia del genoma del coronavirus, mientras el resto de investigadores del mundo podía acceder de forma inmediata y gratuita a ese mapa genético. Los científicos publicaban sus datos tan pronto como los obtenían, colaboraban desde disciplinas diversas, compartían conocimientos sin idolatrar la novedad, corregían los errores e integraban las lecciones. La ciencia sellaba su compromiso a una velocidad y una escala desconocidas, y no sólo ante la frontera del conoci miento de lo muy grande o de lo muy pequeño. Se enfrentaba de pronto a lo muy complejo, a esa escala intermedia de la experiencia humana que con el guantazo vírico cruzó su Rubicón. El futuro había advenido sin avisar.

LA CRISIS DEL COVID MANIFESTÓ NUESTRA VULNE-rabilidad como especie ante cualquier amenaza global. Aunque la humanidad lleva milenios padeciendo pandemias naturales y devastadoras, ha sobrevivido siempre a todo riesgo de extinción. Durante la Edad Media, después de haber perdido más de un tercio de su población, Europa lo logró frente a la peste negra; ahora las comunicaciones globales y la superpoblación podrían empeorar las cosas. Algunos cifran el colapso de la civilización en una mortalidad de al menos la mitad de la población de todas las regiones del planeta. Si bien la humanidad goza hoy de un poder tecnológico sin precedentes para transformar el mundo, resulta que ni las erupciones volcánicas, ni los impactos de asteroides, ni tampoco pandemias como la del Covid representan el mayor riesgo para desencadenar tal colapso. El primer peligro es de carácter antropocéntrico; surge justamente de las manos humanas. Si no fuera por la descomunal cantidad de muertes indignas, carentes de ritos fúnebres, provocadas por la pandemia coronavírica, esta palidecería ante la amenaza potencial que suponen las armas biológicas diseñadas por los grupos terroristas –tecnología cuya trazabilidad, por cierto, cada vez resulta más desdibujada– o la inteligencia artificial (IA) orientada al

215

rastreo de los hábitos ciudadanos, de los datos sanitarios, de las tarjetas de crédito, de nuestros movimientos... Las consecuencias de esta información, tan exhaustiva como secreta, sobre nuestras debilidades ya se insinúan en el horizonte.

La IA, como cualquier herramienta, puede destinarse al bien con la misma eficacia que al mal. Como la antorcha, puede iluminar la oscuridad o incendiarla. El problema de las herramientas no radica en su cantidad o complejidad, sino en el fin que se les asigna. Lo dilemático se halla más en discernir la finalidad del instrumento que en este en sí mismo; cuestión que atañe más a la sabiduría que al cálculo. Sin embargo, aún no hemos logrado un mínimo de conciencia pública acerca del asunto. Además de investigación y ciencia, necesitamos sabiduría para meditar los fines de las herramientas tecnocientíficas y para prevenir los riesgos que conviven, como siameses, con sus logros. Casi nada es accidental en la naturaleza; todo lo que sucede está causado por alguna ley preestablecida. Suele descubrirse tarde que muchos acontecimientos ya estaban «escritos», que las causas suelen preceder a los efectos. La conciencia civil necesita reconocer la cercanía de esos precipicios y sus devastadores peligros, y desarrollar para estos y otros riesgos globales una cultura de la prevención. La creación de fórmulas de cooperación frente a las amenazas globales exige inversión en conocimiento para proteger a la especie. Con casi ocho mil millones de seres humanos habitando el planeta, toda amenaza mundial resulta tan omnímoda que las soluciones individuales apenas pueden ofrecer ayuda. Sin una conciencia global del peligro que entraña el poder tecnológico acumulado, es inverosímil que podamos sobrevivir varios siglos. Y los actuales hombres de Estado no sólo carecen de misión, sino también de visión: no ven más allá de su permanencia en el poder.

En cambio, las iniciativas ciudadanas articuladas en proyectos conjuntos y a largo plazo, aunque incapaces de efectos inmediatos, pueden inclinar a los gobiernos a destinar esfuerzos, estructuras y acciones concretas en este sentido. Nuestra tabla de salvación radica en la confianza plena en nuestra especie a la hora de afrontar colectivamente problemas a gran escala. Entran en juego aquí nuestras capacidades cognitivas y emocionales como mecanismos capaces de trascender el instinto individual de supervivencia. En nuestro medio cultural aprendemos a cooperar y a cultivar el sentido de la confianza, de la convivencia y de la responsabilidad ante los demás. Tal vez esas mismas habilidades que han servido a la especie para imaginar, conciliar y forjar la civilización que conocemos sean al mismo tiempo el último recurso con que preservarla de los graves desafíos a escala mundial. No obstante, si la opinión pública no se toma en serio los riesgos a los que se expone la humanidad, tampoco lo harán los gobiernos.

Como ya ha anunciado el experto oxoniano Tobi Ors, «hoy en día nadie se ocupa del asunto». Ni siquiera los laboratorios de investigación de alta seguridad garantizan suficiente protección ante las nuevas herramientas biotecnológicas que ellos mismos crean. No podemos olvidar los riesgos de la IA y las armas biológicas; debemos exigir a los gobiernos que desarrollen protocolos de seguridad. De lo contrario, seguiremos construyendo un mundo de riesgos sin reconocer sus consecuencias.

EL REY DESNUDO

LA ALARMA SOCIAL DESATADA POR LA PANDEMIA en sus comienzos sorprendió a los sanitarios y, entre ellos, también a los médicos; vimos a algunos aventurándose con opiniones de toda laya en los medios de comunicación y en las redes sociales, y a las mismas instituciones científicas cambiando cada poco tiempo de opiniones y orientaciones. La comunidad académica parecía perder paradójicamente su unidad; se fragmentaba con el diablo de los intereses esotéricos y también con divergencias fundamentales. Entre tanto, prosperaba la vieja idea de Karl A. Popper sobre la finitud de la verdad científica: cada nueva verdad aparecía como hipótesis con fecha de caducidad, es decir, como hipótesis válida hasta el día en que se demostrase su falsedad. En realidad, la verdad científica aparece con cada nuevo error que se corrige. Reflejo de un universo deslavazado, el mundo de la investigación comenzó a parecerse un poco a una cancha sin árbitro en la que apenas se cumplían las reglas de juego. Ya no recuerdo el título del librito de filosofía instantánea –esos que se escribieron en pocos días sobre la epidemia y que elevaban cada instante de aquella actualidad a categoría universal– en el que leía lo siguiente: «El rey está desnudo, aunque sea médico». La fábula de Andersen con ese título lo recoge una burla de la tradición literaria europea que alude a verdades evidentes y, sin embargo, negadas por la mayoría. Aun pertrechados con equipos de protección, los médicos nos sentimos desnudos ante el virus. Al lado del enfermo profesamos respeto y humildad, también una caridad sin máscara. La proximidad de aquel abismo nos hizo sentir un aliento helado al cuello. Si bien debemos agradecer el reconocimiento popular a los profesionales de la salud, tampoco conviene convertirlos en héroes dotados de poderes mágicos. En la sociedad de servicios que se avecina, su labor debería reconocerse con un salario proporcional y más justo.

Cuenta Juan Arana en su breve ensayo *Teología para incrédulos*, quizá el libro más íntimo de este sabio actual, que el ilustre jurista Álvaro d'Ors se quejaba así: «¡Antes, te jubilabas y te morías tranquilamente! ¡Pero, ahora, los médicos no te dejan!». Ahora los médicos sustituimos las filípicas por el silencio de los medicamentos y las pruebas, y con ello tensamos un poco –como dice el autor con ironía– la caja de las pensiones. Sin embargo, la crisis de este siglo deja un reguero de incógnitas sobre la enfermedad coronavírica, como cuándo o cómo ocurrió la transmisión a humanos. Mientras la incertidumbre persiste, las viejas lecciones empujan: las verdades absolutas no pertenecen al reino de la ciencia; las teorías se desmienten conforme aparecen nuevos descubrimientos o nuevas perspectivas de la realidad. En cambio, la frase que dice que toda verdad es relativa se desvanece en su misma estructura.

Tras varias generaciones sin sufrir guerras, es probable que hayamos perdido la conciencia de mortalidad y que la veamos como un problema técnico de pronta solución más que como una realidad suprema y diferente a otras. Acercarnos a la edad de los patriarcas resulta verosímil, pero torcerle el brazo a la Parca no lo parece. Los virus más prevalentes del cuerpo humano no son los que infectan sus células, sino a las bacterias que viven en él y regulan su equilibrio; ambas presencias son parte de la vida y la salud humana. Habrá que afinar mucho el tiro con el arsenal de antibióticos y antivíricos. Por otro lado, algo tan inédito como el reciente experimento de millones de personas confinadas, compartiendo sus vidas a través de Zoom, se ha probado inválido para nuestra naturaleza. Muchas familias se destruyeron; otras, en cambio, descubrieron el sentido del hogar como lugar sagrado, como un pequeño cosmos donde experimentar el orden y la belleza. Pero el progreso de la aventura humana se da si la chispa divina no se extingue y lo más íntimo de cada uno se revela en el valle de la experiencia cotidiana, en los lugares de tránsito y en los cruces de caminos. Sabemos que no conviene convertir la salud en obsesión social, ni reducir el paradigma de la acción política a mera gestión sanitaria: como ya hemos visto, siempre existe el riesgo de que esto se traduzca en una reclusión de las libertades fundamentales. Podemos creer, como Lucrecio, que los principios de la materia carecen de razón, podemos quedarnos exhaustos y de rodillas ante los jinetes apocalípticos de los rebrotes o del desempleo, pero en el anverso de estos miedos late una esperanza capaz de imaginar horizontes anchos y luminosos con los que infundir algo de orden tras cada nueva imperfección del mundo.

V

– MEDICINA Y CIENCIA –

ILUSTRES FALSEDADES

DURANTE LA II GUERRA MUNDIAL SE CONSTRUYÓ en Londres el primer ordenador digital electrónico, el Colossus. Con él, Alan Turing descodificó muchos de los mensajes de radio cifrados por los alemanes. Son máquinas que procesan datos –números, letras, palabras, fórmulas...– y que permiten su almacenamiento y su recuperación. Desde este meritorio descubrimiento, muchos científicos han creído ver en los mecanismos del ordenador el funcionamiento mismo del cerebro humano.

Ya en el siglo III a. C., con la aparición de la ingeniería hidráulica, se utilizó el modelo de fluidos para representar el funcionamiento del cuerpo humano y la mecánica de sus humores, un modelo concebido como válido durante un milenio y medio. En el siglo XVI otro modelo, el del autómata impulsado por engranajes, llevaría a Descartes a sostener que los humanos son máquinas complejas. En el siglo XVII Hobbes sugirió que el pensamiento surge de pequeños movimientos mecánicos en el cerebro. Seducido por los avances en electricidad y comunicaciones, el físico Von Helmholtz se aventuró en el siglo XIX a comparar el cerebro con el telégrafo. Si cada modelo ha reflejado la vanguardia de su tiempo, desde 1950 el cerebro humano comenzaba a operar como un ordenador; la idea se popularizó con el libro *El ordenador y el cerebro* (1958), en el cual su autor, el matemático J. Von Neumann, afirma que el funcionamiento del sistema nervioso humano es *prima facie digital*. Constatamos que al escritor Javier Gomá no le falta razón cuando afirma, en su ensayo *Ingenuidad aprendida*, que «la historia de la ciencia es un camino en ascensión que va levantando a su espalda una polvareda de ilustres falsedades». Quizá no sean más que metáforas que los hombres utilizamos para iluminar lo que no logramos comprender.

Algunos científicos, como el ilustre S. Hawking, comparan la conciencia con un software y creen en la posibilidad de descargarla en un ordenador y volvernos inmensamente inteligentes y quizá inmortales. Pero mientras que un ordenador, aun estando apagado, almacena copias exactas de datos que pueden permanecer inalterados largo tiempo, nuestras cogitaciones sólo fluyen si permanecemos vivos; la muerte cerebral sincopa el psicosoma en su completa realidad. Comprender el cerebro no es sólo conocer el estado de los casi noventa mil millones de neuronas y sus cien trillones de sinapsis; se necesita conocer la actividad que en cada momento contribuye a su integridad o la singularidad que le añade cada narración vital. La revista *Scientific American* dio cuenta en 2015 del fallido Proyecto Cerebro Humano, presentado en 2013 por la Unión Europea –con un presupuesto de mil trescientos millones de euros– y dirigido por el carismático H. Markram, quien creía poseer las claves para simular en diez años el cerebro humano en un superordenador. Aunque se dijo que el proyecto revolucionaría el tratamiento del alzhéimer, dos años después de que los burócratas europeos aprobaran su financiación demostró ser un «accidente cerebral» y Markram tuvo que renunciar.

El historiador Y. Harari defiende en su libro *21 lecciones para el siglo* XXI que nuestras emociones, más que misteriosas (enigmáticas) cualidades del espíritu humano, son meros mecanismos bioquímicos empleados por los mamíferos para sobrevivir y trasmitir genes y que, por tanto, no están vinculadas a categorías del espíritu como la libertad, la intuición o la inspiración, sino a arcaicos mecanismos de nuestros sustratos instintivos. La metáfora de la inteligencia artificial a la que se acoge el ilustre medievalista resultaría verosímil si la subjetividad humana se redujera a cambios bioquímicos que pueden ser copiados y suplantados. La cándida idea no se ajusta a la realidad biológica ni al libre albedrío que muestra el ser humano.

Las profecías apocalípticas han sido fuente de especulación entre visionarios de toda época. El contexto totalitario que aventura el historiador –una comunidad de individuos cuyas mentes son *hackeadas* por la inteligencia artificial– implicaría la ausencia de conciencia individual y la imposibilidad de que fuerzas como la inspiración, la intuición o la libertad impulsaran la creatividad y el progreso de la civilización. Nada dice Yuval Harari de la creatividad que la imperfecta subjetividad de nuestra especie ha demostrado para encontrar salidas. Toda forma de totalitarismo, contraria a la libertad humana, está abocada a su propia destrucción. Sirva de muestra el colapso del fascismo y del comunismo. No somos ordenadores, pero podríamos comprendernos un poco mejor a nosotros mismos si soslayáramos los modelos explicativos de vanguardia y sus falacias, tan ilustres.

***

La ciencia que conocemos se ha ido forjando a través de un bello relato que comienza con el Big Bang y sigue con el nacimiento de las estrellas y las galaxias, con el enfriamiento de los planetas, con el origen de la vida, con la aparición del hombre, con la conciencia... Así, se ha remodelado con cada novedad descubierta. Tal vez no haya narración más próxima a la realidad, pero es difícil conocer cómo continuará, dado que el universo está sometido a contingencias, al influjo de lo inesperado. La misma mecánica celeste de Newton arrastra distorsiones que no se explican sin ambigüedad en las ecuaciones lineales. Ni siquiera sabemos si, como destino lejano, a la humanidad le espera una diáspora interestelar antes de retornar a las moléculas eternas. La ciencia se halla de nuevo en el umbral de lo inesperado y quizá continúe su progreso a trompicones, pese al ascenso lineal que mostró desde la Ilustración hasta las explosiones atómicas de Hiroshima y Nagasaki, con las que se reveló que aun los mejores científicos pueden borrar toda huella de vida de la faz de la Tierra.

Desde 1903 se sospechaba que descorchar el átomo podría encender el planeta como un barril de pólvora, que el mismo contenido en minerales radiactivos hacía de él un almacén de explosivos con enorme potencial para su inmolación. Pero en 1930 los físicos concluyeron que era imposible desatascar el átomo y así el mito del progreso nuclear quedó zanjado. La humanidad podía dormir tranquila; Dios no iba a permitir la destrucción de su obra. No obstante, ocho años después Lise Meitner desbloqueaba la fisión nuclear. En 1927 el biólogo Haldane pronosticó que los viajes lunares tardarían milenios; 42 años después el Apolo XI lograba la hazaña. Casi un siglo más tarde nos encontramos idéntica tesitura con las tecnologías emergentes (inteligencia artificial y biotecnologías): el científico chino He Jiankui declaró en la II Cumbre Internacional sobre Edición del Genoma Humano de 2018 que había usado la tecnología CRISPR para editar los genomas de dos embriones de gemelas con intención de protegerlas del VIH (unas páginas más adelante damos cuenta con detalle del histórico acontecimiento). Adelantemos que las operaciones sobre la línea germinal humana, a diferencia de lo que ocurre con las células somáticas, conllevan la transmisión de los cambios a la descendencia, algo que puede comprometer grave e irreversiblemente el patrimonio genético de la humanidad.

Hemos aprendido que los avances tecnocientíficos pueden cambiar el curso de la historia y que el progreso no es un relato de avance gradual, sino quizá un ciclo infinito de civilización y barbarie. Sabemos que nuestros juicios sobre el futuro son tan fútiles como los del siglo XX, pues las tecnologías que cambian el mundo se desarrollan a velocidades que no prevén los expertos. No estaría mal abordar los conflictos trágicos que pueden desatar las tecnologías. A la luz de las tragedias griegas y las historias bíblicas, valoraríamos formas diversas de catarsis ante los nuevos dilemas. Si se admite que la belleza y la armonía del cosmos o la diversidad del mundo son fruto del azar, entonces también cabe pensar que el azar no es más que la providencia vestida de casualidad. Cuando se contempla el milagro que surge de la unión de los gametos, es inevitable una oleada de asombro ante el espectáculo del ingenio que concibe a la criatura. No se puede comprender nada si no se comprende la belleza, porque la belleza es indisociable de la verdad. Si el progreso científico se inspira en el caos creativo de lo inesperado, tal vez el impulso poético sea pura ambrosía para la ciencia, que es al mismo tiempo una construcción del espíritu humano tan real como la poesía. Ante los hallazgos, el científico siente una emoción de un orden tan intelectual como estético. Merecen la pena debates públicos inspirados por la famosa máxima *per aspera ad astra* (por las dificultades, a las estrellas). Aunque todavía estemos tan lejos de las estrellas.

La unidad del conocimiento

HACE MILLONES DE AÑOS QUE EL SOL CALDEA EL planeta. En esa edad remota, una lluvia cae durante siglos sin interrupción e inunda la mayor parte de la superficie terrestre. Se forma un anchuroso océano primitivo cuyas olas gigantescas golpean rocas negruzcas y siniestras. La radiación ultravioleta desencadena tormentas formidables que agitan, sin descanso, las primeras moléculas del fondo marino. Y en el corazón de ese caos las moléculas acaban unidas para formar estructuras estables y reflejar un orden nuevo. En ese estadio surge un milagro: una veintena de aminoácidos comienza a flotar en la superficie de la marea. Se trata de los primeros ladrillos que forman el material de la vida. La genealogía de lo vivo ha comenzado. Desde ahí llevamos en la sangre la misma proporción de sal que la del primer océano, y en el inconsciente una memoria que nos vincula al origen del universo. Cada organismo guarda el rastro mineral de la Tierra primitiva. Así las cosas, ¿qué diferencia sutil separa el reino mineral del orgánico? Me formulo la misma pregunta cada vez que observo, en su aparente caos, el desfile de hormigas por el alféizar de piedra ostionera de mi estudio. Hasta donde sé, piedra y hormiga son idénticas en el nivel de las partículas elementales. Aunque aparezca una leve diferencia en la naturaleza de sus átomos, en la escala molecular esa diferencia es mayor, y no digamos en la de las macromoléculas, donde la hormiga muestra un orden y estructura infinitamente superior a la porosa roca.

En su libro *¿Qué es la conciencia?*, Juan Arana dice que «el secreto de la conciencia —si es que lo hay— parece desvanecerse a medida que estrechamos el cerco en torno a él». Lo mismo cabría decir del secreto de la vida. Si lo que marca la diferencia de fondo entre el reino animal y el mineral es la riqueza de información, el origen de esta se nos escapa como agua en las manos. Aunque algunos filósofos y científicos sostienen que la vida surgió por azar hace cuatro mil millones de años en la resaca del océano primitivo, no parece razonable seguir apelando a las leyes de la evolución de Darwin —y a su consideración del azar— cuando la probabilidad de que la suerte genere una molécula de ácido ribonucleico (ARN) tiende a cero, toda vez que, para multiplicar a tientas sus ensayos, la naturaleza necesita un tiempo cien mil veces superior a la edad del universo. Casi ninguna señal sugiere que la vida y el mundo sean un accidente azaroso, casi ninguna sugiere que estemos aquí porque un buen día un par de dados cósmicos cayeran del lado acertado. Y si el azar no parece construir el orden que conocemos, ¿qué lo produce? ¿Cómo encajar la verdad de los cálculos de probabilidad con una materia viva meticulosamente ordenada y regulada? Sorprende que mientras el universo físico se dirige al desorden, a una creciente entropía y a un lento proceso de desmaterialización, la vida, a contracorriente, siga la estela del orden.

A la ciencia se le aparece como evidente un código cósmico oculto que descompone el universo en materia, energía e información. Puede que materia, espíritu y conciencia sean elementos de una misma totalidad que, a su vez, se radican en cada una de las partes. Los poetas sabían que es posible sostener el infinito en la palma de la mano. A un siglo del nacimiento de la nueva física se va descifrando ese código del universo; los físicos sospechan el secreto escondido en abstracta elegancia. En él la materia es insignificante; la sustancia de lo real no es más que una nube de probabilidades, de humo matemático. También los griegos intuyeron, oculto tras rostro de lo real, algo que llamaron *logos*, un elemento racional e inteligente que regula y anima el cosmos y posee creatividad para infundir orden en el caos. Si la realidad es temporal y nada se vislumbra antes de su principio ni después de su fin, una causa que trascienda el espacio y el tiempo es casi imperativa. Las evidencias sobre lo real exigen la existencia de esa entidad. Los físicos saben que, si las grandes constantes que regulan el universo presentaran valores matemáticos diferentes, de este sólo cabría esperar un caótico torbellino de átomos. La precisión de sus ecuaciones remite de nuevo a una causa fuera del mundo. Si cada año nuestra tradición anuncia la llegada de la Navidad, la epopeya cósmica que evoca la encarnación del Dios escondido, entonces es probable que la tarea del animal consciente, de ese que vela y entierra a sus difuntos, no sea otra que encontrar un sentido al mundo y a la muerte. Pero ante el misterio supremo −inexplicable, como todo misterio− sólo cabe que la ciencia y la meditación filosófica vuelvan a sellar la alianza que nunca debieron profanar.

Leyes ideológicas y ciencia

L A HISTORIA DEL ORIGEN DE LA VIDA SE HA IDO esbozando con el depósito de un sinfín de verdades parciales hasta un punto en el que llegamos a comprender a los seres vivos como sistemas abiertos que captan en el ambiente sustancias, energía e información para desarrollarse y eventualmente reproducirse gracias a estructuras heredadas de sus progenitores. Gran parte de la información heredada reside en los genes, la mayoría de los cuales se encuentran en los cromosomas, con las moléculas de ADN como portadoras de la información hereditaria de cada célula. La investigación ha sido tan profusa y exhaustiva que tales saberes son hoy incuestionables.

Otra cosa es la instrumentalización política de ese caudal de conocimiento. Algunas corrientes ideológicas difunden concepciones erróneas de la biología, como ocurrió en nuestro Parlamento, donde una diputada se atrevió a declarar que, entre la concepción y el parto, el momento en que la vida comienza es materia opinable. Cualquier forma de vida es un proceso continuo que se remonta a los primeros seres que poblaron el planeta. La vida humana es también un fenómeno que se ha ido trasmitiendo en el fluir de las generaciones mediante la unión del óvulo y el espermatozoide. En cada fecundación se forja una célula especial llamada cigoto, cuya dotación en ADN es original por ser distinta a la de sus progenitores. Aunque el embrión humano sea un organismo en continuo desarrollo, no es, en cambio, un fárrago de células, como algunos creen o pretenden hacer creer. Si bien la leyes consagran el derecho a eliminar el embrión, no se puede negar su condición de organismo humano sin violar la verdad. Como ha ironizado alguna vez el catedrático de biología Juan A. Medina Precioso, «cuando se condena legalmente a un preso a la pena de muerte no por eso deja de ser humano». Aunque sólo fuera por salud mental, más nos valdría no confundir el derecho, que es un producto de la cultura, con la realidad biológica, cuyas leyes hunden sus raíces en la madre naturaleza.

La concepción del sexo biológico como constructo cultural aviva la confusión. Salvo casos raros derivados de mutaciones genéticas, en la mayoría de los mamíferos el sexo está determinado por los genes contenidos en los cromosomas X e Y. Como hemos revisado con detalle en el último apartado del segundo capítulo, el cigoto humano tiene una constitución cromosómica XX o XY que induce en el embrión el desarrollo de ovarios o testículos y, posteriormente, el de las demás estructuras sexuales. Así, la mujer posee el cariotipo XX y el hombre el XY. Sin embargo, esta realidad de la naturaleza no impide que la ley otorgue a los hombres el derecho a ser considerados mujeres o viceversa. Algunas leyes humanas contravienen leyes de la naturaleza que existen desde la noche de los tiempos. Dice Felipe González que «en democracia, la verdad es lo que los ciudadanos creen que es la verdad». Pero la voz griega para verdad (*aletheia*) significa no-olvidar, esto es, recordar, también en democracia. Blindar jurídicamente ideologías absurdas no inclina la memoria a principio alguno de realidad. Si delirante era aquella antiquísima comisión de ancianos que condenaba a neonatos malformados al abandono en el monte Taigeto –según la leyenda espartana que cuenta Plutarco en *Vida de Licurgo*–, aún está por ver si no llegaremos nosotros a contemplar arrobados los delirios que nuestro tiempo consagra con leyes insólitas.

Entonces, ¿a qué obedece la ciencia? Entre los encendidos debates de los campos STEM americanos (Ciencia, Tecnología, Ingeniería y Matemáticas), hay uno que orbita en torno a la influencia que ejerce la política o la sociedad sobre la ciencia. Y, entre las visiones más seductoras, destaca una que sostiene que la ciencia trasciende a ambas. ¿Cómo podría la investigación científica ser política o ser racista? Tal creencia hunde sus raíces en un desarrollo científico que se ha presentado como históricamente desvinculado de la cultura que lo sostiene, aunque la mayor razón radica quizá en la confusión existente entre la ciencia como método, que busca regularidades en la naturaleza y ha de ser neutra y objetiva, y la práctica científica, cuya aplicación sí se acoge pasivamente a los propósitos humanos. «Hoy, ser científico es estar a sueldo del materialismo, por más que muchos miren, recelosos y concentrados, a otro lado, por el microscopio, por ejemplo, buscando mutaciones coronavíricas, y no queriendo ver lo que sí es una evidencia», escribe Domingo Vilaplana en su ensayo *Ayer y hoy del materialismo.*

La ciencia puede prestarse por igual al noble afán de curar y al más atroz acto bélico. Los resultados del método científico, aun neutros en sí mismos, son coloreados con la misma tintura que los prejuicios de la sociedad que los aplica. Las leyes que regulan las interacciones hormonales de la naturaleza sexual son realidades biológicas independientes del valor que la cultura les concede con sus postulados, de igual manera que las ecuaciones que gobiernan la fisión nuclear son independientes del destino que les otorga la política. Lo mismo cabe decir del conocimiento epidemiológico, arbitrado tanto para desarrollar vacunas como armas biológicas. Con sus postulados acríticos, la ideología oscurece los fundamentos científicos y sus aspectos teóricos. Ese lastre debilita los recursos de la ciencia para revisar sus hallazgos y sus derroteros, así como convierte el conocimiento en dogma y se adapta de ese modo, sin fricción, a los intereses humanos. Los resultados objetivos de la investigación científica se filtran en una cosmovisión naturalista para exhibir su irreprimible vocación pragmática. La historia de la ciencia y de la medicina se aviene, con evidente impacto, a prejuicios, creencias y perspectivas arraigadas en la cultura.

El armamento nazi, el GPS moderno, la fisión nuclear o la tecnología que llevó al hombre a la Luna fueron forjados en el ámbito militar. La historia de la física está inextricablemente unida a unos intereses que han conllevado unos costos humanos difícilmente asumibles. Tras la detonación de la primera bomba atómica, J. R. Oppenheimer reconoció el horror de su logro. Vivió atormentado desde que se manifestó el potencial destructivo de su hallazgo y, antes de morir, llamó a las futuras generaciones de científicos a tomar conciencia de sus propias responsabilidades morales. La investigación científica no obedece sólo al deseo de descubrir o de progresar; está rodeada de una coraza de fuerzas ideológicas que esperan pacientes a las puertas del laboratorio. Quizá convenga vincular ciencia y cultura, no para avergonzar a los científicos, sino para que tengan presentes los posibles rumbos de sus investigaciones. Como hacen los buenos fotógrafos, hay que buscar la apertura adecuada de foco: aquella que obtiene una imagen nítida de la totalidad del contexto sin desenfocar ningún detalle. Reconocer la dependencia del contexto no significa resignación ni impotencia, sino evitar el vicio de la arrogancia, que tanto distorsiona el juicio. El poder no está en el conocimiento, sino quizá en la aplicación correcta de ese conocimiento a la experiencia humana. Por todo esto, necesitamos científicos que mediten las consecuencias de la manipulación del genoma humano, de esos postulados inexpugnables en favor de la superación de las diferencias sexuales o del mismo desarrollo ilimitado de la industria del armamento. Debate muy académico, sí, pero de consecuencias políticas, morales y legislativas. Reconocer nuestra dependencia de la realidad –cuyas fuerzas suelen apartarse (¡y con qué frecuencia!) de nuestros afanes por transformarla– no implica renunciar a la investigación; tan sólo prevenir y neutralizar horrores que Oppenheimer puso en bandeja a las generaciones futuras.

Mitología científica

U NO DE LOS RASGOS DE LA CULTURA CONTEMPO-
ránea es la reverencia con que acoge los pronunciamientos de los científicos. No hace mucho aparecían en un periódico de tirada nacional las declaraciones de un neurocientífico, «autoridad mundial en la ciencia de la conciencia». Declaraba este que «tras la muerte no hay nada, ni sufrimiento ni dolor». Y es que un científico puede serlo todo, salvo heraldo en asuntos que

exceden su competencia. Con los trajines de laboratorio alcanza la excelencia, pero cuando se vuelve metafísico nada en su discurso lo distingue del hombre común. Los científicos elaboran con frecuencia sus propias visiones del mundo. Esto no es malo cuando su visión no es mitológica, cuando él no se erige en héroe mítico que combate a un «dragón» –el dogma que se interpone en su camino– y concluye con una previsible moraleja: el librepensador es siempre el portador de la verdad. Resulta fácil que, atrapado en ese relato, distorsione lo real. En la versión mitológica del caso Galileo muchos olvidaron que este quiso demostrar el movimiento de la Tierra con las mareas oceánicas. La dificultad no estriba en la conclusión –que la Tierra se mueve– sino en la prueba. La Iglesia insistió en que aportase otras antes de reinterpretar las Escrituras a la luz de la teoría heliocéntrica. El triunfalismo científico suele enfrentar ciencia y religión y elevar la primera a juez único de la verdad.

El prejuicio contra un comienzo temporal del universo finca sus raíces en las filosofías materialistas del siglo XIX, que renunciaron a indagar los fundamentos de la verdad científica y a buscar una justificación de lo real, de la vida y del hombre. Así las cosas, en 1917 Einstein descubrió en sus ecuaciones que el universo dominado por la gravedad se expande, lo cual, por tanto y para su bochorno, sugiere un principio. Para forzar un universo eterno, añadió un coeficiente de corrección a las ecuaciones, conocido como *factor fudge*. Pronto acabaría por reconocer en esto su mayor error. Otro héroe al margen de mitologías, el físico y sacerdote belga Lemaître, se tomó en serio el universo en expansión. Usó las ecuaciones de Einstein para urdir lo que luego sería la teoría del Big Bang, con la que predijo la expansión del universo dos años antes de que lo hiciera Hubble en 1929. Poco después declaraba lo siguiente: «La ciencia no ha sacudido mi fe en la religión y esta no me ha hecho cuestionar las conclusiones del método científico». Tampoco la biología ha resistido los embates del materialismo, vaca sagrada de la cultura que sentencia ufana: «Dios, por fin, ha muerto». El biólogo y Nobel de Medicina en 1965, J. Monod, argumentaba que, como surgimos de un proceso que involucra el azar, no podemos resultar de ningún propósito. Por su parte, el polémico y célebre divulgador de la teoría de la evolución Richard Dawkins sostiene que «el único relojero en la naturaleza son las fuerzas ciegas de la física. La selección natural no tiene propósito en mente, ni tiene mente».

El problema de la ciencia como fórmula única para discernir la verdad es que no responde a cuestiones fundamentales de la existencia. Aunque la ciencia moderna, surgida en la cepa de la cultura cristiana, haya propiciado el progreso material, su prosa carece de música para la indagación ética y metafísica. Ni de compasión ni esperanza hablan sus principios. El coqueteo con la eugenesia en el siglo pasado –un intento por mejorar la especie eliminando a los débiles– se saldó con miles de esterilizaciones en Norteamérica y millones de muertes en Europa. Ahora avanza la tecnología del mapa genético, que probablemente, con la ayuda del aborto y la eutanasia, despeje el camino a otros «proyectos de mejora». La ciencia sabe que, en un remoto futuro, el Sol se volverá una estrella gigante roja y hervirán los océanos y la atmósfera, y que la expansión del universo diluirá tanto la energía que ningún rastro de vida será posible. En su *Discurso de recepción en la Real Academia Española*, leído el 8 de abril de 1934, dice Gregorio Marañón[4]:

> La ciencia, a pesar de sus progresos increíbles, no puede ni podrá nunca explicarlo todo. Cada vez ganará nuevas zonas a lo que hoy parece inexplicable. Pero las rayas fronterizas del saber, por muy lejos que se eleven, tendrán siempre delante un infinito mundo de misterio.

---

[4] «Vocación, preparación y ambiente biológico y médico del padre Feijoo». Editado por Espasa-Calpe. Madrid, 1934. Incluido en el tomo II de las *Obras completas* de Gregorio Marañón.

La ciencia no deposita esperanzas en ningún reino fuera de este mundo, aunque esa falta de esperanza sea de la mayor prodigalidad. La principal causa de muerte violenta en el planeta, después del aborto, es el suicidio, dos veces más frecuente que el homicidio y siete más que la muerte por guerra. Nunca tantos con tanto fueron tan desdichados. La ciencia enseña cómo vivir más, pero no cómo vivir. Aunque sea un gran bien en sí misma, no puede oponerse a otro bien como la religión. El veneno se esconde en sus mitologías, en sus construcciones ideológicas, cuyo fermento no es la búsqueda de las regularidades de la naturaleza –fin del método científico–, sino la vanidad humana. Incapaz de orientarse en la perspectiva adecuada, el cientificismo pretende aplicar su método a la conciencia humana, que, en su insondable singularidad, se resiste.

Microquimerismo

A DIFERENCIA DE LO QUE OCURRE DE MANERA natural con el microquimerismo, los científicos han logrado en el laboratorio, por un lado, implantar células cerebrales humanas en ratones y, por otro, han comprobado que estos pueden superar a los ratones normales en aprendizaje y rapidez en el laberinto. También han visto que los macacos *Rhesus*, genéticamente modificados con el gen clave del desarrollo neurológico humano (MCPH1), mejoran su tiempo de reacción y su memoria a corto plazo. Por último, han constatado que embriones de mono *cynomolgus* con implante de células madre humanas demuestran cierta cooperación entre las células de ambas especies.

Las cuestiones fundamentales que plantean estos experimentos son de índole moral: ¿cuál es el significado moral de las criaturas resultantes de la biotecnología, que no de la evolución natural? A medida que los individuos en desarrollo de una especie reciben células o genes de otra, ¿qué tipo de seres se supone que son? ¿La transferencia de genes, células o tejido humano neurológicamente significativo a otro animal podría procurar su humanización? ¿Qué estatus moral otorgaríamos a tales animales?

Se denomina quimera al organismo formado a partir de la combinación de células o tejidos de otro organismo de diferente especie. Pueden generarse en etapas muy tempranas del desarrollo mediante la inyección de células madre pluripotenciales de otra especie en el quinto o en el sexto día de la fecundación (en estadio llamado blastocisto). A esta técnica se le puede añadir otra que edita genes específicos, por ejemplo, para cancelar el programa de generación de un órgano, y se recurre a la inhibición del material genético que controla el proceso de formación. En el embrión en desarrollo se forma un nicho funcional vacante que será ocupado con el implante de células madre del donante. El organismo quimérico poseerá así un órgano derivado en su totalidad de células del donante. Esta herramienta se conoce como *técnica de complementación de blastocistos*.

Sin embargo, hay barreras muy poderosas contra la quimerización entre especies: las células, que compiten por la supervivencia, se desarrollan en diferentes escalas de tiempo y de funciones, existen en diferentes estados de potencialidad y compiten con entornos diferentes de señales moleculares, eléctricas y mecánicas. Hasta el momento, las quimeras animal-humano no sobreviven más allá de las primeras etapas embrionarias.

Los experimentos sugieren que, en el modelo injerto-huésped, el plan corporal está dominado por el que marca el huésped. Se ha logrado generar dentro de un ratón un páncreas de rata, es decir, un páncreas compuesto casi en su totalidad por células de rata. Sorprendentemente el páncreas presenta el tamaño del ratón y es funcional. También se ha realizado el experimento inverso: con células de ratón implantadas en una rata se ha desarrollado un páncreas funcional del tamaño de la rata. En otro experimento con la *técnica de complementación de blastocistos*, se ha logrado producir ratones genéticamente incapaces de desarrollar su propia vesícula biliar a los que se han implantado células madre de rata. A esta quimera le creció una vesícula biliar del tamaño de un ratón compuesta completamente por células de rata, a pesar de que estas carecen de vesícula biliar. La hipótesis que explica este fenómeno sostiene que el microambiente celular en desarrollo del ratón influye en las células madre de la rata para desbloquear el programa que en esta engendra la vesícula. En otro experimento de 2021 se insertaron células madre humanas en embriones de macaco (mono *cynomolgus*) durante la etapa de blastocisto. Se produjeron 132 de estos embriones quiméricos y se los permitió crecer en placas de laboratorio especializadas hasta que el último de ellos murió el décimo noveno día de la fertilización.

Las células humanas donantes –superadas en número y funcionalmente dominadas por células madre embrionarias de macacos nativos dentro del embrión de macaco huésped– tendían a agruparse entre sí y no sobrevivían fácilmente. Las células humanas que sobrevivían comenzaban a actuar como células epiblásticas de macaco en su expresión génica. No está claro si progresan de manera autónoma o, en realidad, cooperan con las de los tejidos del huésped como un todo. Estos hallazgos sugieren el dominio del huésped en el embrión quimérico.

En general, los experimentos quiméricos no sólo manifiestan las barreras biológicas para la integración de células de diferentes especies, sino también la propensión de las células, nativas y donantes, a constituir verdaderos sistemas de coherencia estructural y funcional. En todos los estudios, la organización del organismo tiende a configuraciones corporales estables instauradas a través del largo proceso de la evolución. Ya sea por el número de células, el tipo o la función, los animales quiméricos viables propenden a seguir el plan corporal del huésped en el cual las células del donante se acomodan o mueren.

En el nivel de la experiencia mental, estas barreras biológicas también desactivan las posibilidades psíquicas sobre la materia o las características mentales y el estatus moral de cada especie de acuerdo con su naturaleza y su plan corporal. Ha habido muchas propuestas para clasificar el estado moral de los organismos quiméricos según umbrales de capacidades mentales. Esta obra no es el lugar para su descripción. Lo reevante no es lo que hacen –sensibilidad al dolor, conciencia, comportamiento dirigido a objetivos, etc.–, sino lo que son. La cuestión funcional es secundaria respecto a la ontológica. En términos aristotélicos cabría también aquí decir aquello de que «el obrar sigue al ser»[5].

Si se producen quimeras humano-animal, el «plan corporal» de la especie no humana debería ser claramente dominante. No debe haber producción de quimeras neuronales entre humanos y primates, incluidas las quimeras

---

[5] La preocupación por el quimerismo entre especies ha sido claramente expuesta en la instrucción *Dignitas personae* de la Congregación para la Doctrina de la Fe, §33)

embrionarias en las que las células humanas pueden contribuir a desarrollar el cerebro de primates no humanos. No está claro que estas crucen definitivamente un umbral ontológico. Después de todo, lograr un quimerismo neuronal estable y «saludable» con células madre humanas es difícil en cualquier especie no humana, también en los primates. Más allá de la etapa embrionaria, el funcionamiento de las neuronas humanas, si sobreviven, estaría poderosamente influenciado por el microambiente de la otra especie: de su anatomía, sus señales moleculares y sus procesos eléctricos y mecánicos. Quizá no se pueda «garantizar» que una quimera neurológica humano-primate desarrolle un orden mental superior. Todavía se desconocen las fronteras biológicas que se alzan entre los humanos, los primates modernos y su ancestro común. El precio de nuestros experimentos, de nuestros juegos quiméricos, podría ser muy alto.

POÉTICA Y PRÁCTICA DE LAS QUIMERAS

ENTRE UNA MADRE Y SU HIJO NONATO SE ESTABLECEN unas relaciones celulares especiales que comienzan en la concepción y perduran después del nacimiento. En el útero gestante pronto se forma una obra maestra de la anatomía humana llamada placenta, el órgano que une a madre e hijo en un intercambio asombroso. Esta interfaz representa el único órgano transitorio constituido entre dos seres en cooperación. La placenta asume funciones que normalmente acometen otros órganos y sistemas, como los pulmones, los riñones, las actividades metabólicas, termorreguladoras, hormonales e inmunológicas. Probablemente sea uno de los órganos de mayor importancia de la anatomía y ha revelado, en la relación del niño y su madre, un vínculo más íntimo de lo que se creía. El material genético del feto puede atravesar la placenta y navegar en la circulación de su madre. La interacción de material genético entre la madre y su hijo nonato trasciende el mero paso momentáneo a la circulación materna; es a esa interacción a la que se le ha denominado *microquimerismo*.

El mito antiguo era un medio que desvelaba realidades tan profundas que no podían ser expresadas mediante abstracciones filosóficas o discursos lógicos. Los mitos de las sociedades precientíficas no han perdido del todo su interés. En la mitología griega, la *Quimera* era representada por un monstruo tricéfalo que escupía fuego: tres animales en uno y todos de naturaleza salvaje. Alas de dragón para volar, cabeza de león para cazar y de cabra para ramonear en tiempos de escasez. Adaptado al entorno, permanecía en manada como león o cabra y en soledad como reptil. Cuando su naturaleza se volvió salvaje e implacable, cuenta el mito que Belerofonte, ayudado del poder de vuelo de su caballo Pegaso, le arrojó lanzas con puntas de plomo que, al contacto con el fuego del dragón, se derritieron dentro de la bestia y así logró vencerla.

A la presencia de una pequeña población de células genéticamente distintas y derivadas de otro individuo se le llama hoy microquimerismo. El feto en crecimiento envía células a la madre a través de la placenta de una manera que aún no se conoce bien. Se han encontrado células fetales en el tejido mamario, en la médula ósea, en la piel, en el hígado y en el cerebro materno. Pero este microquimerismo feto-materno no parece mostrar en su naturaleza el aspecto ni el comportamiento salvaje que se representa en el mito. Algunas hipótesis señalan áreas de lesión; así, pueden colaborar en la restauración, tras el parto, de la herida de la cesárea mediante la síntesis de colágeno. Pueden participar en el proceso de la lactancia estimulando la producción de leche. Asimismo, se han relacionado con la protección del cáncer de mama a largo plazo. Otros modelos sugieren que continúan ayudando a la madre años después del parto. Se acumulan pruebas de que el microquimerismo feto-materno persiste toda la vida fértil de la mujer, lo que bien podría protegerlas de algunos trastornos de la inmunidad. No obstante, el significado de estos fenómenos no está aclarado; algunos estudios han relacionado las células transferidas con mayor incidencia de enfermedades.

Llevamos restos de otros en nuestros cuerpos. Se han detectado células masculinas en la sangre de hasta el 10% de mujeres sanas sin hijos varones ni abortos, lo que se ha explicado o bien mediante el fenómeno del «gemelo masculino desaparecido», o bien a través de células que alcanzaron la circulación materna en la gestación previa de un hermano varón. También los gemelos idénticos intercambian células a través de la placenta. Estamos interconectados desde el nivel celular. Estas células se integran en los tejidos maternos para funcionar como una mutualidad radical que apenas empieza a comprenderse. La placenta y el microquimerismo feto-materno pueden iluminar la simbiosis madre-hijo, un hermoso ejemplo del misterio y la belleza de la creación. Un rastro del hijo se posa en la placenta para redimir físicamente a la madre después del embarazo, una rastro de moléculas eternas que concilia la unidad humana con la trama creativa que a cada instante opera en la naturaleza.

La medicina que se avecina

Los cambios vertiginosos en biotecnología, revisados en los capítulos previos, y los vastos horizontes que insinúan, están replanteando el significado mismo de la medicina. La medicina tradicional se caracteriza por su vocación terapéutica: la *visio* y la *misio* de sanar al hombre enfermo. Sin embargo, el horizonte de las últimas innovaciones biotecnológicas no es sólo mejorar los enfoques terapéuticos para la prevención y la cura de enfermedades, sino también, y quizá fundamentalmente, la mejora de funciones y capacidades humanas que ni siquiera han sido dañadas. Frente a la disposición terapéutica de la medicina tradicional, todo apunta a que la medicina del futuro se orientará a mejorar el cuerpo humano sano, a potenciar las condiciones físicas, intelectuales y anímicas del «no enfermo». El paciente devendrá poco a poco en cliente.

En 2018, durante la segunda Cumbre Internacional sobre Edición del Genoma Humano en Hong Kong, el científico chino He Jiankui anunció que había usado la tecnología CRISPR para editar los genomas de los embriones de gemelas para protegerlas del virus de la inmunodeficiencia humana (VIH). La noticia sorprendió al mundo científico no sólo por contravenir la moratoria de la Academia Nacional de Ciencias de los EE. UU., sino por la desconsideración de los graves peligros que entraña la edición del ADN en células germinales. Revelados los detalles del procedimiento de este científico, quedó patente que, si bien la edición de embriones humanos no es técnicamente difícil, su aplicación con garantías es un problema que aún sigue sin resolverse. Así, en julio de

2019 la OMS recomendó a todos los gobiernos rechazar experimentos de edición genética sobre la línea germinal humana y, un mes después, anunció la creación de un registro para futuros estudios. Esta tecnología disruptiva tuvo, por tanto, su hito histórico cuando He JianKui vulneró con su inquietante gesta el antiguo principio de no maleficencia. Nos esperanza, sin embargo, el debate que siguió a la vulneración. Conscientes del riesgo para las generaciones presentes y las venideras, científicos de todo el mundo enfatizaron la necesidad de alumbrar mecanismos de transparencia y responsabilidad para el uso de esta revolucionaria tecnología. Desde 2013 la edición genética está transformando la investigación básica, la innovación de fármacos, la biología sintética e incluso la agricultura.

Las futuras innovaciones dependerán de un mayor conocimiento de los efectos de esta herramienta, lo que obligará también a discernir un hipotético acceso equitativo a las nuevas indicaciones sin que medien intereses mezquinos. Una Comisión Internacional sobre el Uso Clínico de la Edición del Genoma en la Línea Germinal Humana –liderada, entre otras instituciones, por la Academia Nacional de Medicina de EE. UU., la Royal Society de Reino Unido y algunas academias de medicina europeas– vela por los criterios científicos, médicos y éticos que orientan el uso clínico de la edición de la línea germinal humana. En una de las más antiguas y modestas academias del continente, la Real Academia de Medicina de Cádiz, hemos planteado este debate y otros similares entre médicos y filósofos desde el año 2020. Quizá otras reales academias españolas –no olvidemos que nacieron tras el cisma universitario del siglo XVIII– se sumen a aventuras de este calado y alienten una discusión pública sobre la nueva cultura biotecnológica, que los ciudadanos deben conocer y en la que habrán de participar.

Se están acometiendo hoy ensayos clínicos con el sistema de edición CRISPR en pacientes que padecen raras formas de neoplasias hematológicas. Su éxito implicaría la posibilidad de curaciones que no transmitiesen la enmienda genética a la descendencia futura. Sin embargo, la tentación de jugar con la línea germinal humana –que, a diferencia de la somática, sí trasciende a la prole– permanecerá latente hasta que surja la oportunidad de desafiar, de nuevo y mediante turbias componendas, los límites consensuados. Editar la línea germinal, aun como estrategia de prevención, problematiza el patrimonio genético de la humanidad y exige un debate público encaminado, primero, a considerar las consecuencias de abrir esa caja de Pandora y ajeno, segundo, a la retórica ideológica que impera en este agotado cambio de época.

Resulta inverosímil que la mal llamada a estas alturas «medicina del futuro» pueda menoscabar la importancia de la esencial vocación terapéutica. Sostenemos, por el contrario, que esta misión continuará cultivándose y renovándose. Pero la cuestión relevante radica en la posibilidad de un giro, en la posibilidad de una emancipación de los cuatro fines fundamentales de la medicina enumerados por el *Hasting Center* de Nueva York y vigentes desde la década de 1990: prevenir la enfermedad y promocionar la salud; aliviar el dolor; curar a los enfermos o cuidar a los incurables; y, por último, evitar la muerte prematura u ofrecer comodidad ante una muerte anunciada e inevitable.

Sin ánimo de participar en el intrincado debate bioético, de producirse el supuesto giro en ciernes, habremos de prepararnos para la relegación de uno de los grandes principios deontológicos de la medicina, el de no maleficencia. Ocurriría con la coartada de otro principio ético, de corte teleológico u orientado a los fines: el de la beneficencia. Este último ha renovado su crédito gracias, en parte, a los avances biotecnológicos expuestos. Sin embargo, estos avances apenas esbozan una palabra sobre el deber primordial del médico: no hacer daño –*primum non nocere*–. Esta concepción, fundamental en el proceder médico desde la Antigüedad, quedó recogida para siempre en el corpus hipocrático. Este giro casa con la crisis axiológica de nuestro tiempo, que antepone la calidad de la vida al deber sagrado de conservarla y, además, problematiza el deber ser de la medicina, cuyo propósito no es perfeccionar a los hombres, sino salvarlos. El quehacer médico consiste en rescatar a los hombres de su quebradiza condición antropológica, objetivo que con frecuencia exige la promoción de una vida saludable y orientada a un proyecto existencial, algo muy distinto, también distante, del hedonismo rampante con que las ensoñaciones transhumanistas confunden el bienestar. No en vano, la palabra «salud» es un vocablo de raíz latina, «salus», «salutis», que significa salvación, permanecer a salvo.

VI

– MEDICINA Y CULTURA –

Motivos para vivir

EL ATRACTIVO DE VIVIR, EL MOTIVO QUE IMPULSA la vida, reside siempre en algún fin perseguido. Una vida dedicada preserva su vigor en cada encuentro con aquellos desafíos que estimulan y reorientan sus afanes. Vivimos integrados entre nuestros semejantes y con otras formas de la vida; podría afirmarse que participamos de un organismo ecosistémico cuyos límites y designios no acabamos de conocer. El hecho trascendente es que, por mucho que cueste asumirlo, en gran parte vivimos vinculados a los seres que nos rodean y forman nuestro entorno, de tal modo que los dolores, las enfermedades, los sufrimientos y las sociopatías que ocurren en él –sea la familia, el trabajo, la comunidad de relaciones de amistad– se difunden como una epidemia (de pensamientos y de actitudes) transmitida por aquellos portadores supuestamente sanos que con frecuencia despiertan la admiración del entorno.

Más allá de que en el mal predomine la perturbación de la psique o la alteración del cuerpo, conmueve apreciar que en realidad lo que se manifiesta es una suerte de espíritu enfermo. Integrado en la comunidad, uno vive impregnado de sus vicios, quizá en proporción inversa a su educación afectiva. Mientras disponemos de un extenso vocabulario para designar los objetos impersonales del mundo que percibimos, resulta más limitado el glosario con el que podemos referirnos a las experiencias personales, a los afectos que entretejen el mundo sensible y de los que obtenemos la materia prima con la que edificamos el mundo normativo de los valores.

Hay una necesidad asfixiante de identificar los vicios que esconde el espíritu de nuestro tiempo, de desbrozar la maraña de valores que hoy conforman nuestro universo axiológico y que pueden llevarnos a confundir las cosas. En realidad, necesitamos reconocer el sentido que nos motiva y buscar sus fuentes en los seres que amamos y en las obras que realizamos. Es imperioso reparar en las condiciones de la red de influencias mutuas que habitamos irremediablemente.

Si cada ser humano es único y diferente, una individualidad en el tiempo y en la eternidad, en palabras de Kierkegaard, sólo en la *convivencia* puede expresar su ser. Nadie sabe de límites; ni de las potencias latentes que habitan en el otro hasta que coexisten. Se descubren en los fracasos y sobresaltos propios de la convivencia. Mientras tomamos conciencia de la importancia de los vínculos que nos unen a quienes habitan nuestro entorno y que urden el significado de nuestra historia personal, vamos descubriendo que la posibilidad de que el dolor nos alcance depende sobre todo de que la desgracia se cierna sobre ellos. Y si quien tiene un porqué para vivir puede soportar cualquier cómo, quizá resulte necesario penetrar en la sustancia que constituye ese porqué.

En sueños apenas se configura aquello que perseguimos. En los sueños habitan los ideales que se manifiestan como ángeles o demonios, donde habitan la virtud y el pecado, la magia y la maldición, el hada y la bruja. Es la sustancia sutil que nos rellena hasta el tuétano para poder movernos. En ellos permea parte del significado que impulsa la vida. Los sentimientos, tanto los de afecto como los de odio, nos vinculan a los seres que acompañan nuestras circunstancias. No sólo dependen de lo que esos seres son, sino también de nuestra forma de mirar. Pero además del sentido que ofrecen los lazos entrañables que tejemos con las personas que amamos, necesitamos algo más, necesitamos esas experiencias vividas con las obras que culminamos, con las obras que, inspiradas por el espíritu que nos envuelve y en las necesidades de la comunidad que nos acoge, pueden conmovernos más allá de la autoría que ostentemos sobre ellas.

El significado propio de una vida vigorosa puede surgir de la conjunción de ambas necesidades: vivir movidos por los lazos con los seres que nos significan y por las obras que emprendemos para infundir un poco de orden en el caos del mundo, como pago por la deuda que contraemos por el milagro de existir.

Este mundo de significados configurado por el para qué y para quién vivir alcanza su quintaesencia, su sentido más profundo, en la transcendencia, en esa experiencia de redención que nace de la fractura, del llanto de dolor por la herida abierta en la separación del claustro materno.

El médico Vivek Murthy, quien fuera cirujano general de EE. UU., la máxima autoridad en política de salud pública durante el mandato de Obama, declaró que la soledad en su país empezaba a alcanzar proporciones epidémicas. Para arrostrar la epidemia, el Gobierno británico creó un ministerio. En España se estima que el 20% de las personas mayores de 65 años viven solas; de este porcentaje, casi la mitad reconoce haber experimentado un cierto sentimiento de soledad de forma más o menos habitual, según recoge el informe *La soledad en España*, elaborado por la Fundación AXA y la Fundación Once. La soledad va camino de convertirse en un grave problema de salud pública en los próximos años; un problema que, de no abordarse, condenará a muchas personas a padecer otra condición crónica más, en medio de la debilidad y el malestar. El aislamiento social también se relaciona con el aumento de muertes prematuras, con enfermedades cardiovasculares, estrés, depresión y demencia.

El aislado social no siempre se traduce en un sentimiento de soledad; algunos lo padecen viviendo en compañía. No obstante, factores como la viudedad, el divorcio, las discapacidades, las dificultades económicas, los recortes en servicios sociales y el gran éxodo de los familiares más jóvenes nos permiten adivinar que el número de personas mayores de cincuenta años que lo sufrirá será demoledor. No es un problema trivial. Sus repercusiones acabarán imponiendo a los servicios sociales una carga insostenible. El sentimiento de soledad inclina a muchos a abandonar el cuidado personal y los hábitos más saludables, lo que redunda en mayor grado de dependencia. Si bien la aprensión sobre los ancianos ha sido particularmente intensa, nadie está exento de este riesgo en cualquier edad adulta: algunos estudios sugieren la inquietante idea de que los adultos jóvenes en EE. UU. comienzan a formar la población más abundosa de solitarios. Científicos sociales como Julianne Holt-Lunstad, han mostrado en el Senado norteamericano que casi el 30% de la población de adultos mayores del país vive sola, que más de la mitad de la población adulta no está casada y que uno de cada cinco nunca se casa.

Los argumentos esgrimidos para explicar esta plaga en edades medias de la vida se refieren a la cada vez más reducida participación en actividades y proyectos cívicos de envergadura y a la ubicuidad de los dispositivos, que, como armas de distracción, secuestran la atención aun de las mentes más sutiles. También agravan la crisis la progresiva reducción de los matrimonios y el creciente número de jóvenes que optan por vivir solos. Las tendencias en el último medio siglo son evidentes: en 1960 el 72% de los adultos americanos estaba casado frente al 13% que vivía solo. En Europa estas proporciones no son muy distintas.

Es una lamentable contradicción que las administraciones públicas no apuesten por una fuente tan fundamental de bienestar y solidaridad como la familia, quizá el antídoto más poderoso contra la soledad. Muchas familias han abandonado poco a poco su propio estilo de vida, su *ethos*, y han dejado a sus miembros más débiles –ancianos, minusválidos, enfermos crónicos o niños– al socaire de una asistencia social que, pese a su vocación solidaria, nunca ha gozado de condiciones para prevenir las conductas más erráticas, como la delincuencia o el fracaso escolar; y no digamos para cultivar las relaciones cercanas o favorecer la integración social, que son dos de los más potentes predictores de bienestar y longevidad.

Sólo fomentando una cultura de la familia puede demorarse, incluso impedirse, el advenimiento de la sociedad de solitarios que se avecina. Vivir solo no es saludable. Como dijo Montaigne hace cinco siglos, quien no vive de algún modo para los demás tampoco vive para sí mismo.

URDIMBRE AFECTIVA

CADA VERANO LOS RESTAURANTES Y LAS TERRAZAS de los paseos marítimos de nuestras costas rebosan de personas sentadas a las mesas y enfrascadas en sus conversaciones. En las ávidas narraciones de los hitos estivales, un rito propio de la época, las conciencias más cansinas encuentran a menudo su gratificación. Las conversaciones en torno a la mesa activan con frecuencia el sistema de endorfinas, un mecanismo neurológico que, atando en corto el dolor, induce el agrado de las buenas compañías... En la Universidad de Oxford han descubierto que el hábito de comer solo se asocia estrechamente a la infelicidad y al deterioro del estado mental. Comprueban ahora que, cuando se comparte mesa con los demás, crecen las probabilidades de sentirse bien entre las redes de apoyo social y emocional. Ante esos hallazgos, me pregunto –no sin estupefacción– por la sabiduría de nuestros antepasados... Sabemos que entre los más destacados factores predictivos de trastornos psicosomáticos se encuentra la soledad. La probabilidad de sufrir, a largo plazo, problemas coronarios u oncológicos aumenta en personas solitarias o en aquellas que están aisladas; sentirse solo es un factor de riesgo al menos tan pernicioso como fumar. Se sabe también que los mejores predictores de supervivencia durante el año posterior a un infarto de miocardio son el abandono del tabaquismo y la calidad de las relaciones que se disfrutan. Comer o beber en exceso suele conllevar consecuencias deletéreas, pero resultan modestas si se comparan con las derivadas de fumar o de sentirse solo. La urdimbre afectiva formada en las relaciones con el prójimo resulta, además de esencial, literalmente una cuestión de vida o muerte.

Los seres humanos estamos diseñados biológicamente por y para relacionarnos y, especialmente, por y para el trato cercano. Se ha comprobado que la tendencia actual a reemplazar este contacto por la mensajería digital favorece el aislamiento y el riesgo de depresión. Quienes tienen encuentros sociales frecuentes están menos expuestos a esta dolencia. Es indiscutible que somos animales sociales, tal vez la especie más sociable. De hecho, la misma locución latina para «estar vivo» lo refiere, *inter hominem ese*, esto es, estar entre los hombres. Todos nos sentimos más vivos cuando estamos rodeados de seres queridos. Cuerpos y cerebros, como nodos conectados a una red, se regulan a través de las interacciones sociales a partir del nacimiento. Y mientras que en los amigos encontramos misteriosas novedades, hallazgos y aventuras, la familia ofrece, sobre todo, protección emocional. El cuidado en el ser humano es una conducta de adaptación trascendental. Cuando una madre sonríe a su bebé y establece con él contacto visual, este responde devolviendo una tierna sonrisa. Por otro lado, no cabe duda de que hay factores que pueden lastrar tales encuentros y comprometer el sentimiento de bienestar. El desempleo y la falta de vivienda suelen apartar a quien los padece de la corriente social de la vida, de las relaciones humanas y, en tal descamino, conducir al aislamiento y la ansiedad. Dan testimonio los refugiados: la fuente de dolor que los embarga no radica tanto en los traumas y torturas que arrastran consigo como en la ruptura con los suyos, en el sentimiento de exilio de su comunidad de origen. Puede que el infierno consista en eso, en apartarse de la corriente vital que une a cada hombre o mujer consigo mismo y con los seres que conforman su biografía; me gusta recordar que en su origen griego la palabra «diablo», *dia ballein*, significaba dividir, separar, desunir.

Al final de su obra *Urdimbre afectiva y enfermedad* (1961), Juan Rof Carballo ofrece este testimonio de sus convicciones antropológicas y de su compromiso profesional:

> El hombre no puede constituirse, ni siquiera en el plano biológico, sin el prójimo, sin la compañía del otro... ¡Enorme responsabilidad para el hombre la que esto trae consigo! Puesto que, en virtud de ello, de ese amor al prójimo, vemos ahora que ha dependido nuestra consistencia como individuos, lo más secreto de nuestro destino, nuestra salud física y mental, y también, allá en lo más hondo, nuestra fe.

Sentir la cercanía de los otros revitaliza la propia corporalidad. Ciertas formas de relacionarse, como la que tiene lugar cuando uno acude a un acto social de celebración, activan el sistema nervioso simpático. Otras, en cambio, como una conversación tranquila o una carantoña cómplice, ponen en marcha el sistema vegetativo parasimpático, o sea, el sistema de reposo. En realidad, nuestra fisiología se modifica con cada interacción personal. Cuando se alimentan relaciones compasivas o se ignora que «la peor soledad –escribió F. Bacon– es carecer de amistades auténticas», en realidad se favorecen estados de escasa energía. Del auge de las redes sociales emerge ahora una forma de comunidad teatral cuyos actores juegan a representar versiones un tanto impostadas de sí mismos. Pero las relaciones auténticas se arman con lo mejor y lo peor que percibimos unos de otros, con quienes nos conocen íntimamente, con presencias reales, esto es, comiendo, discutiendo o trabajando juntos. Pasar tiempo en compañía es alimento social; por eso el griego advertía: «Sin amigos nadie querría vivir, aunque poseyera el resto de los bienes».

ARS MORIENDI

DE ACUERDO CON LOS DATOS DEL INE, EN EL AÑO 2017 en España el 27% de las muertes se debieron al cáncer. A consecuencia del crecimiento de la población y de su mayor exposición a factores de riesgo, la incidencia de esta enfermedad crece anualmente en todo el mundo. Se estima que en 2012 fueron catorce millones de casos nuevos y en 2018 más de dieciocho millones. Para el año 2040 los casos nuevos de cáncer podrían acercarse a los treinta millones en todo el mundo. Parece que en la próxima década el cáncer puede superar a las patologías del sistema circulatorio como primera causa de muerte en la mayoría de los países occidentales (si no se cuenta con los setenta millones de abortos anuales en el mundo). Aunque es evidente que no hay en toda la historia universal una época mejor que la actual para caer enfermo, las enfermedades fulminantes son hoy en día excepcionales. La mayoría de los enfermos llega al camposanto tras haber librado una larga batalla con el cáncer o con los invalidantes problemas vasculares. El *ars moriendi* no es ya la liturgia que fue en el medievo, sino una de esas densas cuestiones que en nuestro tiempo se debate de soslayo. Lidiar con la muerte despierta más angustia que nunca, mayormente en aquellos que no quieren abandonar la trinchera de este mundo. Recogido queda para la posteridad en la obra maestra *La muerte de Iván Ilich* del venerado Tolstói. Las ambiciones del funcionario zarista se disiparon con la conciencia de su propia fragilidad y, para cuando sólo anhelaba estar acompañado, nadie lo comprendía.

Entre profesionales de la medicina (que en su mayoría se muestran remisos a frustrar las más que dudosas expectativas de los pacientes terminales), conceptos como «futilidad» o «ensañamiento terapéutico» cobran un hondo significado a la hora de reorientar el lenguaje médico habitual. Si uno padeciera un cáncer avanzado e incurable o una enfermedad cardiaca en su fase terminal, ¿qué esperaría de sus médicos? En este árido desierto, se levanta ahora otra polvareda con un debate trascendente que compromete la función de la medicina. Ya sabemos

que esta consiste en primer lugar en curar la enfermedad y evitar la muerte. Pero, cuando la parca asoma sus
orejas, no ceja en su empeño.

En las unidades de cuidados intensivos, enfermeros y
médicos nos enfrentamos cada vez con más frecuencia a
conversaciones difíciles. Con ellas pretendemos ayudar
a los pacientes sin remedio y sus familias a encarar la
muerte. Pero a menudo ocurre que el horizonte más sensato del enfermo comparece con claridad al ojo clínico
de los profesionales. Aprendemos que los pacientes mayores portan valores que a veces trascienden el mero afán
de quedar fuera de peligro o de ganar días de vida, que
muchos sienten gratitud cuando se les permite contemplar y decidir lo que quieren mientras mueren, y muchos
creen firmemente que en los límites de la experiencia
no se agota todo lo humano. Nadie controla su destino
final y puede que uno de los beneficios legados por las
enfermedades de larga evolución sea la oportunidad de
añadir un cierto suplemento de sentido a la *ultimidad*,
ocurra o no de la forma imaginada.

Facilitar un epílogo digno al relato de una vida es
condición de posibilidad para que el vacío de propósito
no domine la conciencia del moribundo. Reformar la
cultura de nuestras instituciones, de forma que no quede
abducida por las corrientes utilitarias del materialismo,
impulsaría un movimiento tectónico en favor de que el

último y natural capítulo de la vida humana no sea percibido como una travesía por el túnel de los horrores. Siendo poco –como enseña Tolstói– aquello que el moribundo anhela en su conciencia de decrepitud, resulta sin embargo de magnitud cósmica; ya sea reconciliar algunas maltrechas relaciones, quedar en paz con Dios, donar un legado a los seres que ama o sentir la compañía de estos durante su más débil y abundosa humanidad... La medicina y sus instituciones pueden brindar un fabuloso apoyo a los seres finitos que somos, a veces ensanchando los límites para curar, otras para aliviar, y siempre procurando que el epílogo sea luminoso y el dolor, llevadero.

La noble profesión

Solemos admirar las capacidades de las tecnologías para transformar la vida. Sin embargo, sus consecuencias no parecen atraer el interés general. Puede que el panorama de la cultura tecnológica se caracterice más por la ignorancia que por el conocimiento y, sobre todo, por la ignorancia de esa ignorancia, que erige la aplicación de los nuevos conocimientos tecno-científicos, sin que importen sus consecuencias, en un imperativo categórico de la cultura. Sirva el ejemplo de las grandes compañías globales, el de las farmacéuticas, el de los alimentos transgénicos y, por último, el de las tecnologías del llamado *mejoramiento humano*, un programa este último que, más allá de restaurar la salud, confía en mejorar la longevidad, la inteligencia o el bienestar de nuestra especie. Tales compañías fundan sus ofertas en proclamas que con frecuencia resultan más consoladoras que verídicas. Además, la rapidez con que producen sus prodigios tecnológicos deja obsoletos los contingentes de reglamentaciones, lo que permite sustraer muchos de los nuevos avances al control público. Uno de los deberes sagrados de científicos, humanistas, médicos y escritores es observar atentamente las cosas de este tiempo para comunicar honestamente después tanto lo hermoso y lo bueno como lo que no lo sea.

Conculcar el derecho a la información veraz no es bueno, no porque suscite malestar en la cultura, sino porque suscita una cultura de insoportable malestar que degrada al ciudadano a mero consumidor, cuando no a instrumento de estratagemas políticas o comerciales. Así las cosas, mientras se destinan caudales inmensos a bioingeniería, terapia génica o diseños farmacológicos, se prodiga al mismo tiempo un ideario de futuro humano aparentemente insensible a la frágil y caduca condición de nuestro mundo . Y, entre perplejidades tecnológicas y contradicciones antropológicas, una medicina a la deriva ha comenzado su singladura por rumbos de navegación oscuros. Por un lado, asiste atónita al declive de la protección moral y jurídica de la vida, quizá los más graves síntomas de crisis espiritual de nuestro tiempo; por otro, condensa su finalidad en mantener la vida a toda costa, de suerte que algunos ancianos, en sus prolongadas agonías, degeneran en cáscaras físicas hasta un extremo que les hace olvidar que se están muriendo cuando les llega la hora. La medicina puede sumirse en una espiral de dislates mientras lucha, con una mano, contra la muerte como único enemigo y atiende, con la otra, a solicitudes de aborto o eutanasia por imperativo legal. No se olvide que ambas actitudes comparten, aunque por procedimientos contrarios, el ensañamiento con los más débiles, al tiempo que apartan los cuidados que estos necesitan. La medicina no debería sucumbir a las mismas disfunciones morales que arrastra la sociedad, como cuando margina de forma proactiva los cuidados paliativos u olvida el sentido de la esperanza natural de vida, es decir, el propósito de la vida en su perspectiva biográfica, en el contexto de la narración de un proyecto existencial moralmente inteligible que confiere significado a la antigua noción de *buena muerte* –la muerte recordada– y su carácter natural y esperable. Sin embargo, en la relación entre el médico y el paciente se ha perdido la posibilidad de compartir ese relato que inviste de sentido el sufrimiento. Ahora nos exponemos al riesgo de prolongar vidas sin un fin demasiado claro y mediante tecnologías que, en realidad, fueron desarrolladas para evitar muertes prematuras e inoportunas, mejorar la calidad de vida u ofrecer y preservar una duración natural. Hay una cierta resistencia social a la cuestión de los cuidados paliativos. Si las diversas minorías, con su victimismo, promueven tan exitosamente sus propios debates, tanto más cabría esperarlos para la «alta edad», una comunidad que dentro de dos décadas podría representar más de la cuarta parte de la población. La mentalidad colectiva rehúye los grandes temas de la soledad, el mal, el sufrimiento o la finitud; no le importa prestarse a consumir toda clase de bienes mientras olvida el significado del bien. Los médicos tendremos que recuperar una visión más modesta y cabal de nuestra noble profesión para que siga sirviendo a las necesidades humanas y no a intereses políticos, económicos o ideológicos. La medicina está definida moralmente por el compromiso inquebrantable con el bien de los enfermos. Son ellos, como personas, la premisa moral y central. Y si alguna vez deja de ser así, entonces ya no será medicina.

D E LOS 57 MILLONES DE SERES HUMANOS QUE padecen alguna forma de demencia en el planeta –casi un millón en España–, más de dos terceras partes sufren Alzheimer, que es, por tanto, la forma más común de demencia. La OMS prevé que estos números se tripliquen en tres décadas. Y, aunque los sistemas sanitarios asumen aproximadamente un tercio de los gastos, la expansión del envejecimiento podría colapsarlos. Los expertos reclaman para la próxima década mecanismos, a escala poblacional, de detección precoz y prevención de las fases avanzadas de este mal. Ahora parece que en Europa la incidencia del mal de Alzhéimer mengua gracias, en parte, a la proliferación de estilos de vida más saludables, que incluyen la reducción de hábitos tóxicos, mejoras en la alimentación, ejercicio físico, vigilancia de las causas del estrés, cuidado del sueño o control de los llamados factores de riesgo vascular. Hoy también se sabe que, a ciertas edades, guardar propósitos profundos y cultivar relaciones personales no sólo reduce las probabilidades de que aparezca esta afección, sino que puede constituir un valladar contra su agravamiento.

Como toda realidad, también la biológica es compleja. La enfermedad de Alzheimer, por su parte, es una realidad más intrincada aún, pues inciden en ella factores que no son bien conocidos. Aunque durante años su tratamiento se ha centrado en depurar la proteína amiloide cerebral, ese esfuerzo ha sido un tanto estéril. El reloj genético ha sido también identificado como desencadenante del proceso, pero afecta a pocos casos. La complejidad y diversidad de condiciones que coinciden en su aparición explica que aún no se disponga de tratamientos eficaces. Algunos especialistas reconocen la necesidad de abordar el Alzheimer con terapia multifactorial; esto es, que el tratamiento atienda a la complejidad del fenómeno. Se aboga por enfoques más globales, que incluyan la modificación de estilos de vida y hábitos para contribuir a detener el bucle de la historia natural de esta enfermedad. Todo apunta a que la simple medicación no ahuyentará al fantasma. Ahora se investigan otros factores que perturban el sistema nervioso, como los procesos que se asocian al envejecimiento –estrés oxidativo, infecciones, mutaciones, diabetes, inflamación...– y que, según los especialistas, pueden catalizar el desarrollo de este trastorno. Además de descubrir nuevos blancos sobre los que desarrollar tratamientos con mayor espectro de acción, se propone también implantar chequeos en la población, con información que subraye la importancia de esos cribados antes de que se manifiesten los síntomas.

En el último siglo se ha duplicado la esperanza de vida. Como este fenómeno ha coincidido con la generalización

del control de la natalidad, el resultado ha sido una proporción de ancianos mayor que en ningún otro momento
de la historia de la humanidad. Y seguirá creciendo. No
siendo el envejecimiento la causa de la enfermedad es,
sin embargo, su mayor factor de riesgo: la predisposición
genética con que se ha nacido, el estilo de vida que se
ha cultivado o los achaques que se han acumulado en el
trascurrir de los años pueden exponer la vejez a fenómenos degenerativos como la demencia. Esta edad constituye casi un tercio de la vida de las personas; sin embargo,
no está clara la función que representa socialmente. Si
el primer tercio de la vida se destina a la educación y el
segundo a la producción y reproducción, el último, sin
papel definido, podría empeñarse en transmitir valores
que, siendo en apariencia improductivos, custodiarían la
memoria de la civilización. En esta fase de la vida se han
vislumbrado efectos biológicos protectores en quienes
atesoran un sentido existencial. Después de veinticinco
siglos de la hipótesis de la «buena vida», como la llama el
griego, el laboratorio demuestra ahora que los genes de
quienes ordenan sus vidas en torno a nociones abstractas
de significado y propósito tienden a mostrar efectos protectores frente a la inflamación y la degeneración celular.
Quizá a eso estén llamados los ancianos: a difundir tales
valores. Claro que la *polis*, además de hallar tratamientos
eficaces, tendrá que disponerse a aceptar la vejez como

la etapa existencial más importante. De lo contrario, no habrá fórmula «humana» de acoger legiones de seres tan provectos como perjudicados en su psicosoma.

Vida saludable

En un trabajo científico publicado en 2015 con el título de *Soledad, eudaimonía y respuesta genética ante la adversidad* se afirma que el bienestar eudaimónico puede desactivar el efecto pernicioso del estrés en ciertos genes que sintetizan moléculas de la inflamación. Resulta sorprendente que las bondades de una idea filosófica tan antigua como la eudaimonía, contada por Aristóteles hace veinticinco siglos, puedan en nuestro tiempo ser verificadas en el laboratorio científico.

A diferencia del bienestar hedónico, representado por experiencias placenteras simples y generalmente breves, el bienestar eudaimónico es una experiencia interior objetivamente buena y duradera. Quizá cenar en un restaurante de postín y correr un maratón constituyan experiencias de bienestar similares, pero el sacrificado ejercicio físico mejora al practicante de una manera que probablemente no consiga el delicioso festín. Si el bienestar se relaciona con esfuerzos significativos, quizá sea el momento de rescatar la vieja idea aristotélica y enriquecer con ella un canon hedonista fundamentado en valores predominantemente sensuales.

El renovado interés por todo lo relativo a la felicidad nos remite al milenario concepto de eudaimonía, que Aristóteles asocia al perfeccionamiento no sólo del individuo, sino también de la comunidad, la *polis*, en la que vive y florece. Hay un sutil vínculo entre los mejores valores de la comunidad y la «vida buena», aunque todo indica que el exacerbado *yo* del individuo moderno lo ha quebrado. El artículo que acabamos de mencionar sugiere posibles efectos biológicos protectores de proyectos existenciales con significado. La hipótesis de señales emitidas por el bienestar eudaimónico contrarias a los efectos del estrés y la soledad –que hoy retienen toda la atención de la neurociencia– viene como anillo al dedo a las tesis del griego.

Si el estrés representa en el corto plazo un eficaz mecanismo de supervivencia, convertido en estilo de vida, logra adelantar, por el contrario, que se nos levante un cenotafio. El estrés, como la soledad, promueve la inflamación, que, a su vez, ampara el desarrollo de las células cancerosas y el crecimiento de la placa de ateroma, así como aumenta la susceptibilidad a enfermedades neurodegenerativas. La buena noticia, aunque pendiente de nuevas confirmaciones, sería que quienes desarrollan nociones abstractas de significado y propósito, aquellos que ordenan su existencia en torno a lo que el polímata llama «vida buena», parecen expresar en sus células genes de efectos más salutíferos. La eudaimonía explicada en *Ética a Nicómaco* –el bien supremo, el fin al que tiende el ser humano en el ejercicio de la función que le es propia, que cultiva según la virtud y de la que surge la «vida buena»– puede enriquecer la actual concepción del bienestar, heredada del utilitarismo moderno.

En la alborada de la epigenética y del conocimiento de la interacción entre estrés y genoma, sería asombroso demostrar finalmente que las formas de vida más dignas y bellas son también las más saludables. Frente al imperio de la farmacocracia, fundado sobre el imponente arsenal terapéutico que impulsa el progreso tecnológico, y destinado en parte a medicar la angustia, la desconfianza o el resentimiento, estos novedosos hallazgos sugieren que los propósitos existenciales significativos –los que apenas ofrecen gratificaciones de manera inmediata– pueden guardar insospechada correlación con expresiones corporales más vigorosas. Más que ser feliz, importa serlo de una manera concreta. Quizá la vida lograda se halle en alguna práctica significativa con la que, en vez de esforzarnos por encontrar placer, encontremos placer en el esfuerzo por el bien y la verdad.

En lugar de evitar el estrés, la soledad u otros sufrimientos, el mejor de los enfoques posibles es el que enfatiza la necesidad de una vida con propósito, de una vida que por lo general trasciende las adversidades. Se sabe que muchos de los que padecen soledad crónica urden la delirante teoría de que los demás no son dignos de confianza y, por eso, cuando están acompañados experimentan un indisimulado nerviosismo. La investigación sobre las concepciones de bienestar y sus repercusiones biológicas es aún incipiente y arrastra multitud de interrogantes sobre las consecuencias para una vida saludable. Conocer, por ejemplo, la influencia que ejerce la experiencia de bienestar no sólo contribuiría a la salud de la ciudad, sino también a una más fina y ajustada comprensión del problema mente-cuerpo.

Por otro lado, ¿podría un ser humano encontrarse grave y, en algún sentido, permanecer saludable? Como la definición de salud que ofrece la OMS, «ausencia de enfermedad», es problemática, y dado que ninguna época ha definido el concepto con precisión, la propia institución sugiere que, más allá de la dimensión corporal, hay un bienestar humano relacionado con la adaptación a su medio social. Si la salud es un estado que no sólo concierne al cuerpo, la pregunta inicial puede responderse afirmativamente. En el natural envejecer, enfermar y morir, la vida saludable se revela en el giro de sentido que se otorga a este proceso y en su aceptación, más que en la futilidad de prevenir o retrasar la decadencia. Pese a los caprichos de la fortuna, tan evocados por los líricos de la antigüedad, los que cultivan esa vida saludable, agradecida e inspirada beben a veces del manantial fresco de la esperanza en medio del bochorno de la experiencia.

Los gobiernos, no obstante, aumentan el gasto sanitario en una batalla estéril contra el envejecimiento, la enfermedad y la muerte. Apenas se consideran los fines que dan significado a la vida o los aspectos negativos de los conflictos existenciales. El filtro mágico de la farmacocracia, más hipnótico que onírico, aparta de las conciencias –como hemos desarrollado en el capítulo de la medicalización– los obstáculos profundos con la fatal moda de medicalizar las dificultades de la reproducción, el nacimiento, la muerte, la sexualidad, el aburrimiento o cada imperfección corporal percibida. Las personas degeneran en enfermos y, conforme el estigma crece, lo hace también el gasto sanitario en tratamientos que o bien resultan venenosos, o bien deterioran la frágil estructura antropológica.

Pero hay experiencias que alivian el dolor encriptado en nuestros deseos infinitos sin vulnerar los espacios de trascendencia, aquellos que nos permiten ser testigos de la belleza. Las conciencias más complejas de cada tiempo han corregido parcialmente la inclemente percepción del mundo mediante los recursos de la cultura. La naturaleza no tiene en consideración los anhelos humanos, pero algunos humanos custodian una suerte de inventiva divina –*epinoia*– con la que sortear la mera supervivencia; las mentes más atentas aprendieron a calentarse o a forjar herramientas con la combustión de los árboles. Llamados sabios en la antigüedad, ellos han enriquecido el mundo con la hermosura y la perfección de sus creaciones. Una novela, como una película, nos hace olvidar provisionalmente el dolor, pero si atesora belleza en su forma hace inteligible la sintaxis del universo que contiene. En la belleza, aun en la de las viejas obras, hay algo sorprendente e innovador, como en el hijo que crece. La seducción por lo hermoso despierta una emoción profunda y duradera que conmueve el psicosoma y lo enciende. Es la chispa del arte y la poesía, sin la cual ambos serían apenas mero solaz para exquisitos. Así, la reiteración de las formas, también las palabras hermosas, pueden protegernos del mal.

Si la vida saludable es comprensión, adaptación y gratitud aprendidas para resguardarse de lo mórbido, entonces los elegidos por las musas (poetas, escultores, compositores, cineastas, ingenieros, legisladores…), que embellecen el entorno humano con el orden y proporción de sus formas y la novedad que añaden a la naturaleza, salvan tanto como la mejor medicina. Renunciar a valores compartidos sobre la belleza empobrece el medio cívico, malogra el bienestar de la comunidad y no contribuye a edificar el orden interior de los individuos. En la estrechez fisiológica del concepto contemporáneo de salud haríamos bien en apreciar lo bello en lo pequeño o en lo cercano. Exponer al común de los ciudadanos, incluyendo al adolescente marginado o al drogadicto, a la armonía sincopada de un poema puede aliviar ese sustrato al que la medicina no llega. El mundo del arte necesita dinero, sí, pero sobre todo caudales de respeto y voluntad política. Me opongo a que costosos y a veces fútiles tratamientos médicos impidan la asignación de recursos públicos a la ópera o a la restauración de obras maestras, pues la belleza y el orden de esas formas hacen el mundo inteligible y el tiempo atemporal, perfeccionan la naturaleza, elevan la humanidad y, con su encantamiento, confieren sentido a nuestra existencia. Con ellas, pasamos de la lógica de la supervivencia a la lógica de la vida. Si no quiere padecer aquella visión –«Los principios / de la materia no se han colocado / con orden, con razón ni inteligencia», que Lucrecio expresara en su inmortal poema sobre un universo de azar–, la comunidad debería conocer la abismal diferencia que media entre el gasto sanitario y el cultural.

Ironías de la realidad

Siguiendo una centenaria y utópica tradición vinculada a la fe en el progreso, la ciencia anhela la fuente de la eterna juventud. Es razonable pensar que el futuro será científico, y también más perfecto, pero no es razonable imaginarlo más humano; he aquí una idea que ha comenzado a calar en la orientación de algunos científicos. Hemos visto antes que, frente a la clásica tradición terapéutica, tan alejada de banalidades, ensoñaciones abstractas, y siempre inclinada a respetar la naturaleza, algunas corrientes en medicina han virado hacia el utopismo, prestas a redimir las debilidades innatas de la especie para detener su decadencia y envejecimiento. Mientras los centros de investigación y las universidades de todo el mundo reorientan sus recursos hacia parcelas como la bioingeniería, la terapia génica y de células madre, el sueño de la inmortalidad ha sido interrumpido por el rugido de una pandemia que no sólo ha demostrado el valor unívoco de toda vida y toda muerte, sino que ha desnudado los límites de la biología, destapado la vulnerabilidad de los sistemas de salud y revelado la naturaleza quimérica de tales ensoñaciones. Cuenta Ovidio que Afrodita infundió vida a una de las estatuas esculpidas por Pigmalión para consuelo de este desdichado, incapaz de amar a una mujer mortal. Pues bien, el caos planetario que desencadenó la pandemia de 2020 niega ahora a los científicos inmortalistas el privilegio del que gozó la legendaria figura, aun después de iniciada la búsqueda de la ansiada inmortalidad.

Simplificar la realidad valida la advertencia de Chesterton: ignorar que todo esquema de pensamiento, por poderoso o bello que resulte, no deja de ser más que una interpretación de lo real. El reduccionismo biológico —como el de ciertas aplicaciones ingenieriles en genética humana actual— puede abrir la caja de Pandora y liberar nuevas fórmulas totalitarias. Un reduccionismo que finca sus raíces en la profunda insatisfacción que genera la relación con la realidad a través de la tecnología. Pasa entonces como con esos amores no correspondidos, que acaban en desengaño. La pretensión de transformar nuestra naturaleza biológica con cosmovisiones basadas en la creencia de que cualquier realidad se reduce a sus partes —reduccionismo ontológico— nos aleja de esos horizontes de sentido que a veces desvelan el sustrato de la realidad. Estos reduccionismos abundan en esa tendencia tan posmoderna a pervertir el sentido de las palabras con las que pueden evocarse realidades más ordenadas y habitables. La realidad tiene su dimensión poética; la palabra cuidada y precisa puede rescatar del inframundo fuentes frescas del bien y la verdad. Como escribe Enrique García-Máiquez en su obra *Ejecutoria. Una hidalguía del espíritu*, «a quien apuesta por la realidad, a la que da crédito, la realidad se lo devuelve con intereses».

Cuando aparecieron en medicina por primera vez los tratamientos que lograban prolongar realmente la vida, su escasez obligaba a los médicos a tomar decisiones difíciles. A principios de los años setenta del siglo XX, en Reino Unido se negaba la diálisis renal a pacientes mayores de cuarenta años. Si bien hoy nadie discute que las decisiones sobre prioridades en medicina son independientes del nivel económico, la etnia, la discapacidad, la orientación sexual u otros factores sociales, la edad sí es una cuestión polémica. En algunas especialidades –particularmente en cuidados intensivos– se discuten con alguna frecuencia decisiones difíciles. Los motivos son siempre de índole clínica. Y, aun así, cabe discutir si privilegiar a los más jóvenes. Un argumento ético contrario podría incidir en que discriminar a alguien por su edad es sugerir que su vida carece del mismo valor que la vida de una persona joven. Para colmo de ironías, mientras las utopías inmortalistas despiertan el interés de los inversores, los Parlamentos aprueban leyes que despenalizan la eutanasia y, en medio de este desconcierto de paradojas, la Organización Médica Colegial reclama una ley de cuidados paliativos para mejorar la atención al final de la vida antes de que el Estado simplifique las cosas. Como sospechamos que la incuria humana, igual que su genialidad, varía poco, y por no caer en la simplicidad chestertoniana de confundir esencia y circunstancia, nos acogemos a ese emblema de civilización que es el código deontológico de nuestro noble y antiquísimo oficio. Postrado ante la realidad, la realidad de la naturaleza humana, este código prescribe curar o mejorar el malestar del paciente siempre que sea posible y, cuando no lo sea, sin empecinarse, ofrecerle las medidas adecuadas a su bienestar aunque puedan adelantar su muerte. A pesar de la entrega de sacrificios respetuosos y orientados por códigos de buenas maneras, la realidad le devuelve a la medicina –como advierte nuestro poeta– con intereses en logros técnicos y científicos.

A la realidad no se la trampea. La memoria contemporánea tiende a olvidar los relatos míticos que, conservados durante tiempo inmemorial, han fundado el orden moral, la cohesión y la creatividad de las grandes civilizaciones. El carácter sagrado de las viejas nociones del cosmos y del origen de la humanidad no ha satisfecho las expectativas de la mentalidad científica y, como los castillos de naipes, ha caído y desaparecido de nuestras realidades psicológicas. Los mitógrafos han mostrado los desequilibrios psíquicos ocurridos en culturas primitivas cuando fueron abruptamente colonizadas por la civilización del hombre blanco. Ahora es esta la que soporta una carga de incertidumbres introducida por una ciencia que desvela los secretos más recónditos tanto de la biología humana como de los espacios siderales y de las moléculas eternas. Las maravillas del universo no dejan de suscitar asombro y respeto, cierto, pero también una pizca de confusión y sutil malestar que se manifiesta conforme aumenta la complejidad civilizatoria. Quizá el ostracismo de aquellas narraciones haya lastrado viejas ilusiones que daban sostén a la vida, como de alguna manera han señalado Ibsen o Nietzsche. El *yo* moderno cree encontrar en las ideologías materialistas las verdades últimas, hasta el punto de que mitos políticos aún recientes pudieron degradar a los ciudadanos a siervos.

¿Es el conocimiento científico contrario a los mitos que han sostenido las civilizaciones? ¿Hay alguna mesa común a la que la esperanza y el conocimiento científico puedan sentarse juntos, sin que conflictos de intereses estorben su unidad? Son cuestiones básicas en un mundo abrumado por los desafíos globales. Si las mismas historias que se pierden en la noche de los tiempos se han contado en lugares distantes y culturas distintas, cabe interpretarlas, más allá de su valor sagrado o histórico, como figuras universales de la imaginación humana. Puede que algún día se llegue a comprender de modo científico la naturaleza de esos símbolos míticos, que señalan valores profundos y unen a nuestra especie, y puede que entonces la crítica a sus rasgos arcaicos no soslaye las necesidades humanas a las que en realidad responden. El conocimiento positivo no es incompatible con el aprecio y comprensión del mundo simbólico interior. La mitología condena la amnesia: olvidar es un signo sacrílego, una suerte de muerte espiritual; a la víctima hay que recordarle su identidad. Sirva la parábola del hijo pródigo, quien olvida sus raíces en una inconsciente búsqueda de lo mundano. El mismo simbolismo aparece en la tesis platónica de la reminiscencia, donde el alma olvida su origen; también en los mitos griegos e hindúes y en los cuentos de hadas, en los que la heroína o el héroe olvidan sus obligaciones. Aunque las parábolas, a diferencia de los cuentos, no suelen tener un final feliz, iluminan dilemas complejos de la existencia humana.

MANICOMIO SIN FRONTERAS

ALREDEDOR DEL MAR EGEO TUVO LUGAR UNA concentración de mitos que ha permitido a la humanidad fantasear con esas narraciones, sus monstruos y quimeras en toda época y latitud. Los cuentos arcaicos representaban los enigmas de las fuerzas irracionales que anidan en el ser humano. Las terribles figuras femeninas de los mitos de la remota Grecia –Gorgonas y Sirenas– entroncan con las de la cultura minoica, las de Asia menor y las del antiguo Egipto. La civilización minoica estuvo dominada por el culto a divinidades matriarcales; las mismas idolatrías de diosas de aterrador aspecto que exigían tributos sanguinarios fueron practicadas por aztecas, mayas y culturas arcaicas de Melanesia. Al principio los sacrificios se saldaban con castraciones y mutilaciones y, más tarde, con inmolaciones de animales sagrados –el toro en la civilización minoica. De ahí la hipótesis que ubica el origen de la lidia en la cultura mino-cretense, cuyos rituales exigían el sacrificio de un toro sagrado a la diosa después de ser lidiado por una mujer. Picasso alude en su *Minotauromaquia* a esa relación de la bestia y la deidad femenina. Son imágenes universales que pueden representar el miedo a lo desconocido, como ocurre con todo cuanto se halla en la esfera inconsciente.

El proceso de alumbramiento de la conciencia se ha debido de forjar en una larga y dolorosa pugna con las fauces del mundo oscuro, un mundo que aún tiende a impedir la inclinación natural de la conciencia a manifestarse: ya sea en los sueños, en la locura, en el trance creador y aun en el religioso, esta se ve devorada por potencias latentes del inconsciente, tan deletéreas unas veces como fecundas otras. La humanidad ha percibido este fenómeno como una terrible amenaza que se recoge simbólicamente en el dilema existencial de los mitos de la Madre Terrible: el hombre que no quiere abandonar el cálido refugio maternal, pero se ve forzado inexorablemente a hacerlo. En el proceso, un ser inválido e inseguro se transforma en otro que afronta el principio de realidad; bregar con las faenas de la realidad requiere la justa maduración que se obtiene en el gineceo afectivo. Más tarde, la razón ayuda a suavizar las inclemencias de la naturaleza, a dominar el reino animal y aun a otros hombres, pero nunca a un completo control de sí mismo. De hecho, un vestigio de esa loca ambivalencia existencial puede insinuarse en cualquier vida madura.

Sea por exceso o defecto de protección, algunos manifiestan en la flor de la edad un *efebismo* que se resiste a abandonar la seguridad del abrigo materno. La realidad, oscura y fragmentaria, no aporta ventajas y exige, en cambio, lidiar con el destino. Abandonados al mundo mágico, creen que todo irá bien por obligación. Se renuncia a crecer, a integrar el fin trágico y a aprender una cierta habilidad para responder con el único método disponible —el de ensayo y error— y para navegar las aguas agitadas de la existencia. Prevalece la tiranía del viejo gineceo sobre el terrible vértigo de sentirse responsable y libre. No queda otra que admitir nuestra debilidad, que se puede transformar en fortaleza si logra alcanzar el altar de la conciencia, en cuya oración y silencio se edifica el orden interior, un proceso arduo que requiere conocimiento de sí, de la identidad profunda, de la misión y que, además, no es ni progresivo ni sereno; se produce en la lenta paradoja de perderse para encontrarse, del fracaso para el éxito, del dolor y de la experiencia de fragilidad radical. La capa de identidad más superficial y frívola tiende a desprenderse para que un yo profundo y más auténtico se revele.

Quizá la ataraxia no fuera más que un sueño de adolescencia de la humanidad al que Occidente parece ahora querer encadenarse. No reconocer nuestra naturaleza herida, en la vida personal y en la colectiva, está elevando lo emocional a absoluto. Nos conducen al lugar irracional del que surgen los totalitarismos, las vulneraciones de la realidad y de la razón, y las reclamaciones de «derechos» que no son más que deseos subjetivos. A propósito del riesgo de ignorar la inclinación al mal de la naturaleza humana, hace ya mucho tiempo que Platón advirtió en *La República* de que entregarse a los apetitos sin apercibirse de sus falsas luminarias conduce a la esclavitud. Y es posible que también conduzca al nihilismo.

Corrían los siglos III y II a. C. cuando Aristóteles y Aristarco descubrieron que la Tierra es una esfera en órbita alrededor del Sol, Eratóstenes lograba calcular la circunferencia de la Tierra e Hiparco halló el diámetro de la Luna y su distancia a la Tierra. Si bien es posible que, unos siglos después, con la desaparición de las escuelas paganas griegas alrededor del siglo VI d. C., se retrasara el desarrollo del conocimiento científico unos mil años, fue a partir del siglo XIX cuando la ciencia y la máquina —dos de las más grandes aportaciones de la civilización occidental— retomaron el rumbo para alcanzar un crecimiento exponencial sin precedentes.

Aunque la secularización no pone palos en la rueda que hizo avanzar la ciencia, su actual afán por profanar ciertos misterios, como los del patrimonio genético de la humanidad, la expone a riesgo de que, en palabras de Heródoto, «la divinidad lance sus dardos desde el cielo». Las narraciones míticas, que sondean las profundidades a las que cada noche descendemos en el sueño, logran de alguna manera alumbrar secretos que se esconden en esos estratos del espíritu. Así concilian las fuentes de vitalidad desde lo más instintivo de la especie, sin anclarnos a sus arcaicos esquemas de pensamiento. Entramos en una era de incertidumbres que necesita como agua de mayo, además de una ética que ilumine el arsenal tecnocientífico, una revisión de aquellas sabidurías conocedoras de la ancestral capacidad diabólica de la condición humana. Necesitamos canalizar la sempiterna, arquetípica y universal fantasía de nuestra locura hacia formas más ricas y gozosas de vida. Y también necesitamos encontrar los canales que comunican la belleza con el bien y la verdad, antes de que el empeño por transformar el mundo a nuestro antojo lo convierta en un manicomio sin fronteras.

Algunos periodistas han reclamado en nuestro país la presencia de los «intelectuales cristianos» en el debate público, dada la indiferencia general ante la quiebra de los fundamentos de la civilización europea. En esta llamada a defender las raíces cristianas de nuestra civilización, quien escribe aprecia dos escollos: uno comunicativo y otro logístico. Pero antes de desarrollar esta idea y, para no faltar al lema de la claridad como primera estética, diré que soy católico, sí, y también médico; y un médico no es un intelectual, al menos a la manera francesa, sino un profesional que se define tanto por tareas científicas como humanísticas e intelectuales de su competencia. Eso exige, de un lado, pensar con atención, con disciplina para suspender distracciones y con una cierta predisposición para generalizar y, de otro, capacidad de síntesis y búsqueda de la unidad del saber allí donde coexisten el conocimiento científico y las verdades poéticas o metafísicas que encierra la realidad.

Los médicos saben que la palabra puede armar una visión del ser y también arruinar una vida. Es mucha la responsabilidad que pesa sobre los cristianos, llamados hoy a predicar la esperanza en un mundo desalentado. En el ensayo *La explosión de la soledad*, el teólogo Erik Varden sostiene que «los cristianos pueden ser indiscretos en el uso del vocabulario de la fe». Y esa indiscreción a veces entorpece la trasmisión de visiones refinadas y cultas de la esperanza religiosa. No se puede reconocer en Jesús un arquetipo del yo más profundo sin facilitar, al mismo tiempo, metáforas vivas que comuniquen su divinidad, su extrema ejemplaridad y erijan la esperanza en algo razonable, más allá de lo puramente racional. Somos herederos de los valores de Mayo del 68 y sus más crueles consecuencias, la desesperanza y el desaliento. Obedecer el canon de la tradición no constituye ningún yugo, sino más bien un acicate para superarla y volar alto. Es en las fórmulas espiritualistas, cuyo lenguaje soslaya el dolor humano, donde apreciamos ese primer escollo, ante el que quizá lo mejor sea que un médico suspenda el juicio.

El segundo tiene su raíz en la expresión «intelectual cristiano». Dice Bergamín que «no basta con perseguir y encontrar la verdad, hay que proclamarla». Pero en un mundo polarizado ante el horror a lo sutil, ante la dilección por lo burdo, ante el imperio de la espontaneidad, ante la libertad de expresión que no se funda en la libertad de pensamiento, tal sintagma suena extemporáneo. A diferencia del teólogo medieval, el profesional no apela al argumento de autoridad, sino a la persuasión, al lema horaciano de «enseñar deleitando». Me viene a la memoria el ejemplo que señala Juan Arana a propósito de *El señor de los anillos*: sin nombrar a Dios ni a Jesús en sus párrafos –dice– es siempre una novela católica. No hay otra forma de desarmar ideologías dominantes forjadas al socaire del espurio binomio poder-razón –verdadero caballo de Troya de Occidente–, ni de reorientar la razón a la 'verdad, sobre todo en debates sociales como el del aborto, la eutanasia o el transgenerismo, donde nos jugamos la posibilidad de restañar entre todos las heridas abiertas de la civilización. Sin embargo, la crisis de conciencia del yo moderno encierra tal desorden intelectual que no discierne si abortar o manipular quirúrgicamente los genitales es un crimen o un acto moralmente inocente. A propósito de la eutanasia, considérese si, para eliminar el sufrimiento de la persona, puede aceptarse eliminar a la persona que sufre.

La antropología se ha simplificado y desgastado con los reduccionismos de los siglos y ahora afirma que sólo somos cuerpos. Enciende así la mecha de la conciencia tecnocrática sin percatarse de que ni la medicina ni ninguna otra ciencia atesora un ungüento metafísico con que aliviar la crudeza del sufrimiento, la soledad o el cansancio.

– EPÍLOGO –

LA MEDICINA HA COMENZADO A ACEPTAR UN NUEVO rol con la supuesta ampliación de sus horizontes. En realidad, se trata de una aventura peligrosa que, más que integrar, puede retorcer su ancestral misión, que se resume en prevenir la enfermedad y promocionar la salud, aliviar el dolor, curar a los enfermos o cuidar a los que son incurables, evitar la muerte prematura y ofrecer comodidad ante la inminencia de una muerte inevitable. Por otro lado, hemos visto que diversas técnicas biomédicas de ingeniería genética ya pueden manipular el genoma, la fuente y la raíz de nuestra constitución biológica. Esto conlleva un dilema sin precedentes en medicina, del que este ensayo ha dado cuenta: el que distingue entre «terapia» y «mejora», entre el restablecimiento de la salud perdida y el aumento de capacidades psíquicas o somáticas no dañadas, una ancha frontera entre curación y optimización.

La cuestión relevante radica en la inversión de los fines. La medicina busca hoy modificar o potenciar funciones psíquicas y corporales, como el cambio de sexo y la estética, mejorar prestaciones musculares, cognitivas y emocionales que no han sufrido daño, y procurar así al hombre el máximo bienestar subjetivo posible. La omnipotente industria biotecnológica destina a esto recursos inconcebibles. Cuesta creer que la llamada medicina del futuro pueda comprometer la esencia de una vocación que, a lo largo de los siglos, se ha cultivado y renovado asumiendo los avances de cada época sin mayor perjuicio.

Bajo el seductor programa de las prescripciones de esa industria, el giro acontece sutilmente. Con él, uno de los grandes principios deontológicos de la medicina, el de no maleficencia, queda relegado en beneficio de otro principio ético: el de beneficencia. Este último cobra hoy predicamento gracias esas propuestas biotecnológicas que eluden el debate sobre lo que es primordial en medicina, es decir, el antiquísimo precepto de no hacer daño (*primum non nocere*). Este proceder ha representado, desde la Antigüedad, una suerte de culto profano que hasta hoy los médicos hemos celebrado con la devoción propia de los oficios religiosos.

Puede que ese giro refleje la crisis axiológica del mundo actual, que rinde vasallaje a la subjetividad del individuo autónomo y se despreocupa de la sagrada misión de preservar la vida y del compromiso de cada uno de nosotros con la comunidad que nos ayuda a florecer. La etimología latina de la palabra «salud» se refiere a «salvación», es decir, no a una permanencia como la del paralítico de la piscina de Betesda, tirado en una camilla y enamorado de su molicie. En cierto modo, la idea de bienestar problematiza el deber ser de la medicina, que no consiste en convertir a los seres humanos en más altos, más guapos ni más fuertes, sino en salvarlos, esto es, en protegerlos de las pudriciones que se derivan de su endeble constitución psicosomática y en ayudarlos a sostenerse firmes por sí mismos. Sobre esa vocación pivota la promoción de una vida saludable al servicio de un proyecto existencial que cuide el cultivo de la parcela más inhóspita del corazón y se distancie así de los sueños totalitarios de bienestar, que tienden a eliminar a las víctimas más débiles y sustraer a las demás el conocimiento de la realidad para que experimenten ilusiones tan balsámicas como quiméricas.

La reciente crisis sanitaria global nos ha recordado que nada hay seguro para los mortales y que el mundo seguirá expuesto a los caprichos de la fortuna. Necesitamos la milenaria profesión tanto como despertar de ese sueño que busca manipular la realidad sin apenas conocerla. La tecnología no suplanta la alquimia de la palabra, elocuente y sencilla, de un médico que acompaña al débil paciente a superar sus dolencias y a levantarse.

En ciertas épocas –parece que esta es una de ellas– la gente prefiere no afrontar ningún vértigo, renunciar a la responsabilidad que exige toda libertad y sentir a cambio la protección de un refinado arte de la mentira y sus torcidas intenciones. Para Isaiah Berlin, los horrores del siglo XX deben atribuirse, más que a razones de odio tribal, a la creencia falsa en una sociedad perfecta. Así, lo problemático para este finísimo escritor estriba en confiar en la mentira, ya que «ningún precio –dice– es demasiado alto para abrir las puertas de la utopía». Releyendo estos capítulos resuena aquella expresión de Juan Ramón Jiménez –«aristocracia de intemperie»– con que el nobel tituló una de las conferencias que pronunció en Buenos Aires y que alude al empeño de fusionar en su obra lo popular e instintivo con lo más elevado y aristocrático, con un sentido de espíritu noble, libre y cultivado.

El verdadero despertar de la conciencia se produce después de reconocer las fuerzas oscuras que anidan en nuestra naturaleza instintiva, fuerzas de la espontaneidad humana que dividen a cada uno y a la comunidad. Esta parece ser la «batalla pacífica» en la que se había esforzado el poeta andaluz. Hoy el filósofo Javier Gomá resume así su propuesta: si la cultura tradicional impedía la espontaneidad del *yo* y la moderna la exalta, en el futuro podría educarse mediante la *ejemplaridad*. Proponemos una educación sentimental basada el carisma de los que persuaden del bien con sus propias vidas, y del mal con la repugnancia y vergüenza que sienten ante cualquiera de sus formas.

El mundo griego, que ya tuvo la intuición temprana de esta idea, la verbalizó hermosamente en el mito del centauro, símbolo de la convivencia entre el recién descubierto instinto animal y la razón divina que anida en los hombres. El mito pronto quedó vinculado a los orígenes del arte médico. Desde ese fondo oscuro del hombre nace una medicina mágica que busca la coexistencia pacífica de la inteligencia y las fuerzas irracionales que lo habitan. Sanar consiste en darse cuenta de la propia debilidad. Quirón, el Centauro, cura a su prójimo en la medida en que se percata de su propia herida. También en la era cristiana se ha representado esta lucha serena con uno mismo que nunca cesa; se ha inmortalizado en la figura del caballero del blanco corcel, san Jorge y el dragón, que exponen muchas catedrales como alegoría del único equilibrio posible. Para despertar conciencias y que se obre el milagro de reconocer la congénita vesania –individual y colectiva– de nuestros afanes infinitos, es necesario el cuidado del alma, vincularse o quedar ligados por lazos internos a la propia naturaleza. El ejemplo de los santos eleva el alma y las intuiciones de los gigantes del pensamiento iluminan la inteligencia. Ambos revelan que la vida humana es más dialógica que lógica, también más paradójica que matemática. Ambos orientan los caminos del significado y de la búsqueda del bien y la verdad.

La crisis del humanismo médico exigirá un tono nuevo en la creatividad para imaginar e incorporar otros proyectos cívicos, como el de los cuidados, para corregir ciertos excesos de la biotecnología y para identificar las incurias de la época, sobre todo las consignas de la ideología imperante, que vuelve a asignar a todo conflicto la capacidad de ser el motor del cambio. Esta ideología no cree en el espíritu, sino que lo empobrece y lo somete al riesgo de retroceder a terribles aventuras del pasado que hasta hace pocos años creíamos superadas. Degradar al ciudadano a la condición de subvencionado, sin información ni conocimiento de lo que se cuece en ciertas cocinas, no es un proyecto edificante.

El implacable desarrollo tecnocientífico entra con frecuencia en colisión con el humanismo. La corriente humanista, movimiento político y filosófico que se define por un modo de pensar y actuar que entroniza los valores humanos, resurge en el Renacimiento como reacción a la escolástica medieval. Tras emanciparse del teocentrismo político, pretende exaltar la experiencia humana. Se adopta una suerte de antropocentrismo que renuncia a depender de toda dimensión sobrenatural. Es irrefutable que constituyó una fuerza motriz para el arte y la literatura del Renacimiento. Las manifestaciones emotivas e irracionales de la conciencia bajo todas sus formas, que hasta entonces se habían recluido en la religión –la manera universal de ver el mundo y gobernarlo–, son ahora asimiladas por el arte y la literatura, que poco a poco devienen en una suerte de búsqueda, una investigación con la que superar fronteras, desmontar tabúes, liberarse de lo carnal, y que más tarde constituirá la base intelectual de la Ilustración, cuya apuesta por la razón desató el progreso científico y político.

En los principios éticos del juramento hipocrático del siglo v a. C. late ya un ancestral anhelo de humanismo que fue custodiado durante el Medievo por figuras como Avicena o Maimónides y cuyos ecos alcanzaron el Renacimiento, época en la que justamente la medicina comenzaba a apoyarse en la ciencia sin olvidar aquel viejo ideal. Hace apenas un siglo surgía en Europa un modelo de humanismo que, sin renunciar del todo a la condición subjetiva de la naturaleza humana, reintegraba a la antropología la dimensión trascendente del hombre, capaz de reflejar lo sobrenatural y lo asombroso en la naturaleza de las cosas. Un modelo sin regusto aristocrático, alejado del discurso autoritario, jerárquico o con tendencias a la dominación –como ha criticado la posmodernidad– que no se indispone a aceptar cosmovisiones alumbradas por otras civilizaciones. Un modelo que se basa en la humildad y el respeto entre seres humanos que se encaminan hacia la libertad y se ayudan mutuamente a ser ellos mismos, y que busca encontrar el sentido de la filiación, como se revela en la parábola del hijo pródigo, y recuperar la confianza del corazón mediante una —ya referida— concepción más sabia de la esperanza religiosa.

Un corazón silvestre, sin pulimento alguno, no puede avanzar más allá de un sentimentalismo dúctil que está sujeto a manipulación, a ofensa permanente y a resentimiento. Aunque los sentimientos en sí mismos no son irracionales, el deber sagrado de educarlos y cuidarlos nace precisamente de la herida original de la naturaleza humana, capaz de hacerlos aflorar de forma perversa o desviada. En el otro extremo, la orientación fundamentalmente cartesiana puede concluir también en un extravío del pensamiento que Chesterton, con su habitual genialidad, interpretó como «esa clase especial de locura consistente en haber perdido todo menos la razón». En este modelo cristiano de humanismo, el sentido del asombro ofrece la posibilidad de experimentar que el mundo es más profundo, amplio y rico en misterio que como se manifiesta a la razón pura.

He aquí el tema de fondo: reencontrarse con el misterio y reintroducirlo en la ecuación del mundo. Las soluciones más profundas de la existencia son de naturaleza espiritual; van más allá de lo que se puede hacer en lo práctico —psicológico, social o político— y al mismo tiempo nos evitan un posible encallamiento en las simas del subjetivismo, donde uno forja su propia verdad, da pábulo a sus mentiras y se encierra en esa soledad individualista que marca profundamente el mundo de hoy. Cuidar del alma significa, en primer lugar, proporcionarle experiencias de orden. Ahí se encuentra el valor emocional del conocimiento riguroso, la forma de superar la tendencia subjetiva y natural al mal.

En las últimas décadas del siglo XIX, con el desarrollo de la fisiología, se produjeron ciertos cambios en la medicina impulsados por Claude Bernard. Más tarde, esta se despojó de las vestiduras de la profesión, en su sentido clásico, y se integró poco a poco en la categoría de los oficios; prosperó un corporativismo que, lenta pero inexorablemente, fue acercándose al mundo del mercado. Ya en la segunda mitad del siglo XX, las democracias liberales arrastraban ciertos resabios de un materialismo que enturbiaba los viejos valores de la comunidad, como la generosidad, el cuidado, la compasión o la muy olvidada costumbre de encauzar la espontaneidad de la torcida naturaleza humana. Con la creciente dependencia de la tecnología, la relación entre el médico y el enfermo ha evolucionado a formas más fugaces y fragmentarias. Esta tendencia, contraria al humanismo, ha contribuido a la insatisfacción de pacientes y profesionales. En el intento de sintonizar con las necesidades del paciente, la idea de «humanizar la medicina» prospera en centros de salud y hospitales públicos. Cabe preguntarse si este es el mejor impulso con que revitalizar el espíritu humanista que late en el fondo del viejo oficio. Si la medicina nunca renunció al humanismo, la actual educación médica, centrada en los medios –en la tecnología–, necesita reflexionar sobre los fines. De acuerdo con sus principios, si la medicina es un modelo de humanismo en la sociedad, «humanizar la medicina» ha de ser mucho más que un conjunto de gestos que vuelvan amigable el entorno sanitario.

Las normas y las costumbres que impone la ideología política de turno sobre el aborto, la eutanasia o el transgenerismo conforman categorías contrarias al humanismo médico porque, tras infligirle un daño irreparable, destruyen al ser humano en su realidad biológica y ontológica. La manipulación ideológica del saber científico tampoco es humanista porque el humanismo celebra la ciencia y respeta la vida. Hoy prestigiosas facultades de medicina norteamericanas desdeñan las calificaciones para propiciar la diversidad y escoran, en consecuencia, la educación hacia posiciones poco humanistas. De aquel antropocentrismo renacentista en el que «el hombre –dice Guardini– no quiso ser ya la imagen, sino el arquetipo, y tener el conocimiento y el poder de Dios», arrastramos los lodos de una realidad distorsionada del ser humano, que se cree la medida de toda verdad. Quizá el estallido de los logros tecnológicos, del que venimos dando cuenta, haya confundido el sentido de nuestras acciones. En la locura de decidir qué somos, de arbitrar sobre la vida y la muerte o sobre lo que está bien y lo que está mal, renunciamos al rastro divino que nos concilia con nuestros defectos profundos, so pena de convertirnos en seres desnortados y atrapados en los abismos de la soberbia y la desesperanza. Falta insuflar sabia nueva a esta civilización decadente para que, como refutación a las teorías materialistas que han provocado el drama posmoderno, su arte y literatura consigan reavivar la imagen de un ser humano reconciliado con sus límites y con el misterio de su origen.

Abordar el humanismo en medicina implica afrontar las amenazas que deshumanizan y dividen el mundo de la vida. Nadie tiene derecho a abrazar errores que profanan la estructura antropológica y comprometen el futuro de la humanidad. No le falta razón a Rémi Brague cuando dice que Occidente deja serrar la rama del árbol sobre la que se asienta. Si la educación custodia la memoria de la civilización para mejorarla, no puede violar los principios que protegen a la comunidad del diabólico instinto humano.

La responsabilidad del médico se dirige a su paciente, también a cuidar los recursos que ofrece el sistema para que la atención sea accesible, justa y segura. Pero ambas responsabilidades recaen sobre otra de mayor amplitud:

contribuir a una sociedad más humana que necesita el concurso de personas que se ocupen de los débiles y los enfermos y sepan ejercer la compasión, asumir el dolor ajeno y ofrecer el propio, más allá de la mera condescendencia. Y aunque los médicos estemos con frecuencia abrumados por las tareas de la profesión, plantear estos asuntos en ámbitos adecuados bien podría iluminar y honrar la identidad profesional y evitar la victimización tan a la moda o la complicidad de nuestro silencio. Constituye también un antídoto contra el descontento que cunde en la profesión. Pocos académicos, escritores y profesionales se atreven a discutir sin ambages las políticas aberrantes que atentan contra la vida o a rebatir las ideologías que amenazan a los menos afortunados. El poeta y ensayista Enrique García-Máiquez, casi al final de su libro *Ejecutoria. Una hidalguía del espíritu,* lo aclara con la precisión de su epigramática: «El mal no es, su única esencia es la ausencia de bien». En la *Divina Comedia*, los hombres y los ángeles que, en su calculada ambigüedad, no hicieron ni el bien ni el mal penan para siempre en el vestíbulo del infierno.

El acto médico tiene que trascender esta cultura que sólo ofrece al que sufre bienes que se pueden comprar y vender en el mercado. La experiencia médica puede contribuir con una cierta visión, con una palabra acerca de la cultura de la vida que supere la estrechez de la medicalización, a sanar a los que sufren. La medicina no tiene precio. No se puede comprar ni vender; sólo se puede ofrecer. Y esa es su forma de contribuir con sabia nueva a la rama quebrada de los débiles, que hasta hoy había sustanciado y sostenido el concepto de civilización. La vieja profesión seguirá comprometida con su vocación humanista. De este modo, «humanizar la medicina» –en el actual ambiente acrítico– significa ir más allá de la mera retórica y evitar que el concepto degenere en una anodina y balsámica hipocresía. En todo caso, implica un firme compromiso de no contribuir a recrear de nuevo otra dantesca cocina en el infierno.

La complejidad de este ensayo, por la cantidad y variedad de cuestiones que plantea, no representa –ni mucho menos– un ajuste de cuentas del autor. No surge de sentimientos agresivos o exultantes. Quien escribe no lo hace contra nada ni contra nadie. Piensa y escribe con sentido constructivo y a favor de cualquier forma de vida excelente. En el acto de escribir se descubre la complejidad o el caos de las ideas que le rondan al escritor y la dificultad de ordenarlas con coherencia y exponerlas con una cierta belleza. La escritura desvela el pensamiento del escritor y es una buena expresión de su geografía mental; quizá sea también el más exigente diálogo con él mismo. Este ensayo incluye un reducido aparato crítico, pues no pretende ser científico, como tampoco nace de la cepa del academicismo erudito. No renunciamos al rigor; sin embargo, apenas hay notas a pie de página. La bibliografía científica se ha reducido a lo esencial para respaldar con credibilidad los comentarios sobre fertilidad, parto y transgenerismo sin afear demasiado la escritura, ni hurtarle frescura o espontaneidad. La pretensión de escribir un buen ensayo sobre los dilemas que hoy arrostra la medicina no debería sacrificar el valor literario de sus meditaciones. El rigor científico y la belleza pueden convivir gozosamente.

La cultura biotecnológica en la que se desarrolla la medicina se ha vulgarizado, como toda la cultura en general; de ahí el intento de promover ciertas ideas del enriquecimiento de los siglos, a pesar de que persista la voluntad de escindir la novedad del pasado. Distinguir entonces el compromiso personal de las causas sociales se vuelve fundamental. Si bien reconocemos la importancia de estas últimas, su imposición en el discurso literario puede malograr el estilo y la argumentación del texto. La meditación científico-filosófico-literaria debe trascender lo inmediato para explorar problemas universales, complejos y atemporales. Si las causas sociales –urgentes y circunstanciales– vertebran una obra, corre esta el riesgo de perder profundidad y convertirse en mera propaganda. Cuando el ensayo se utiliza para promover una causa, además de sacrificar su calidad estética, también compromete su capacidad crítica e interpretativa. El arte y el pensamiento ya no constituirían una exploración libérrima, sino una cárcel. Por ello, este texto aspira a lograr un equilibrio en su enfoque; se aparta de visiones unidimensionales y de discursos maniqueos, donde las ideas complejas se simplifican al servicio de una agenda. En el fondo de sus párrafos late el anhelo de subrayar cualquier posibilidad de excelencia, el deseo de que la hermosura no quede sin decirse. Si bien los lectores suelen evitar el aliento trágico en los textos, a veces el autor se ve obligado a mirar de frente al dolor no sólo para desarmar el nudo gordiano que guardan las paradojas de la medicina, sino también porque el médico no puede eludir, en expresión del maestro José Jiménez Lozano, «tocar la llaga de la naturaleza trunca del destino humano» si quiere entregar su compromiso, no a los afanes de hoy, sino a una medicina en construcción. No cabe obviar el fatalismo intrínseco de nuestro tiempo, que irremediablemente se refleja en algunas tendencias de la medicina. Debemos, por el contrario, intentar comprenderlo con la gratitud de quien recibe un don, porque la vida es don. Nadie decide existir; en cambio, cabe siempre la posibilidad de convertir la vida en ocasión para crear unidad, es decir, belleza, verdad y bien alrededor. Otra cosa es que se consiga.

– AGRADECIMIENTOS –

COMO ASPIRANTE A LA HIDALGUÍA DE ESPÍRITU, me propongo llevar el agradecimiento en la tinta, siguiendo la estela de quienes ya ostentan la *ejecutoria* de esta noble condición. En primer lugar, quiero expresar mi gratitud a quienes dedicaron su tiempo y energía a leer y corregir heroicamente el manuscrito. A Juan Jesús de Cózar Fernández, quien ha sido un referente durante toda mi vida. En mi infancia lo veía como el primo mayor de excepcional inteligencia; ahora, en la alta madurez, en lo mejor de lo peor –como dicen en Sevilla–, lo admiro por su sabiduría. Sus sugerencias, siempre certeras y generosas, han contribuido a que el libro alcance su mejor versión. Por su parte, los comentarios del profesor Francisco Rodríguez Valls, además de una fuente de inspiración que me ha impulsado a seguir adelante con este proyecto, han sido el otro faro en la travesía. Sus observaciones filosóficas me han conminado a profundizar en la raíz misma de algunas ideas.

A Esther, el amor de mi vida, que no sólo entendió, sino que abrazó los momentos en los que me aparté del mundo, en la pleamar del verano, para sumergirme en la escritura y acabar de palabrear el manuscrito antes de agotar el plazo de entrega. Cuidó generosamente de los momentos y silencios que necesité para juntar palabras y construir este sueño. Como se dice en francés, también ella «firma estas páginas».

A mis compañeros de la UCI del *Hospital Universitario Virgen del Rocío* de Sevilla. Son figuras discretas, pero señeras en la construcción de mi conciencia profesional. Su formación, unida a una ejemplar vocación, ha despertado a lo largo de los años una admiración que hasta ahora no había podido expresar. Me complace dar testimonio de la inmensa humanidad con la que cada día ofrecen su servicio en la vorágine de la UCI. Ante ellos, como se dice en *Luces de Bohemia*, ¡me quito el cráneo!

Y finalmente, quiero expresar mi profunda gratitud a CEU Ediciones y al jurado del II Premio de Ensayo *Sapientia Cordis* por haber posado su mirada en este manuscrito. Tal reconocimiento no sólo aquilata estas páginas, sino que da alas a su autor para seguir sobrevolando el vasto campo de las humanidades médicas.

Cada párrafo del libro rezuma el esfuerzo, la fe y el afecto de todos. Sin ellos, esta historia no se habría contado. A todos, gracias.

– BIBLIOGRAFÍA –

«Anomalías del desarrollo sexual. Desarrollo sexual diferente». Protocolos actualizados al año 2019. Asociación Española de Pediatría.

Approaches to Limit Intervention During Labor and Bith. ACOG COMMITTEE OPINION N.º 766. *The American College of Obstetricians and Gynecologist.*

BABIC A. et al. «Association Between Breastfeeding and Ovarian Cancer Risk». JAMA Oncol, *2020;* 6 (6):e200421.

BIRGISSON N. E. et al. «Preventing Unintended Pregnancy: The Contraceptive CHOICE Project in Review». *Journal of Women's Health,* 2015; 24 (5): , 349-353.

«Breast cancer and hormonal contraceptives: collaborative reanalysis of individual data on 53,297 women with breast cancer and 100,239 women without breast cancer from 54 epidemiological studies». Collaborative Group on Hormonal Factors in Breast Cancer. *Lancet,* 347, 1713-1727, 1996.

COHEN-KETTENIS P. et al. «Treatment of Adolescents With Gender Dysphoria in the Netherlands». *Child and Adolescent Psychiatric Clinics of North América. 2011;* 20(4): 689-700.

FEHRING R. et al. «Eficacy of the Marquette Method of Natural Family Planning». *The American Journal of Maternal/Child,* 2008; 33(4), 348.

HAVRILESKY L. J. et al. «Oral Contraceptive Pills as Primary Prevention for Ovarian Cancer. A Systematic Rewiev and Meta-Analysis». *Obstetrics & Ginecology,* 2013; 1;122: 139.

«Inconceivable. The science of women's reproductive health has huge gaps. What we don't know is hurting all of us». *Scientific American,* May 2019.

ISLAMI F. et al. «Breastfeeding and breast cancer risk by receptor Status. A systematic review and meta-analysis». Annals of Oncology, 2015; 26: 2398-2407.

JENNINGS V. et al. «Perfect- and typical-use effectiveness of the Dot fertility app over 13 cycles: results from a prospective contraceptive effectiveness trial». *The European Journal of Contraception & Reproductive Health Care.* 2019; 24 (2): 148-153.

KALTIALA-HEINO R. et al. «Two years of gender identity service for minors: overrepresentation of natal girls with severe problems in adolescent development», *Child and Adolescent Psychiatry and Mental Health,* 2015; 9:9.

KEAG O. E. et al. «Long-term risks and benefits associated with cesaream delivery fot mother, baby, and subsequent pregnancies: Systematic Review and meta-analysis». *PluS Med* 2018, 15(1): e1002494.

LESSARD L. N. et al. «Contraceptive Features Preferred by Women At Hight Risk of Unintended Pregnancy». *Perspective on Sexual and Reproductive Health*, 2012, 44 (3), 194.

LINA S. MØRCH et al. «Contemporary Hormonal Contracepcion and Risk of Breast Cancer». *The New England Journal of Medicine,* 2017; 377:2228-39.

NCHS Data Brief. March 2020; N.º 359.

OSTERMAN M. «Recent Trends in Vaginal Birth After Cesarean Delivery: United States, 2016-2018».

Partos por cesárea en España (2010-2018) Instituto de Salud Carlos III.

Safe Prevention of the Primary Cesaream Delivery. *Obstetric Care Consensus,* 1; March 2014 (Reaffirmed 2016).

SHAD N. «America's propensity for cesarean surgeries at childbirth has come with no clear benefit». *US News and World Report.* Sept. 2019.

SKOVLUND C. W. et al. «Association of Hormonal Contraception with Depresion». JAMA Psychiatry, 2016; 73 (11):1154-1162.

The Cass Review. Fianl Report. April 2024.

TINETTI M., FRIED T. «The end of the disease era». *American Journal of Medicine*, 2004; 116 (3): 179-85

ZHANG J. et al «Contemporary Patterns of Spontaneous Labor With Normal Neonatal Outcomes». *Obstet. Gynecol,* 2010; 116 (6): 1281-1287.

Se terminó de imprimir esta edición de
Confines. Medicina al borde del abismo
el día 26 de abril de 2025,
festividad de san Isidoro de Sevilla.

En la memoria de Dante,
que «mira arder el espíritu encendido» del santo,
en la cuarta esfera del Paraíso.

Laus Deo Virginique Matri